LES

ÉTOILES DOUBLES

DE LA

MÉDECINE

Ces pages, qui constituent une sorte d'*Essai sur le Rôle joué par les médecins dans les diverses branches des lettres, des sciences et des arts*, ont paru en feuilleton dans la GAZETTE MÉDICALE DE PARIS (1880-1881-1882). — En se décidant à publier les ETOILES DOUBLES DE LA MÉDECINE sous une nouvelle forme, on a eu soin non seulement de revoir et de corriger le texte, mais aussi de l'augmenter.

TABLE DES MATIÈRES DU PREMIER FASCICULE

Les prochains fascicules s'occuperont des médecins annalistes, chroniqueurs et mémorialistes, des lexicographes, grammairiens et philologues, des fantaisistes et romanciers, des critiques, moralistes, philosophes, économistes, administrateurs, hommes politiques, juristes, théologiens, numismates, archéologues, voyageurs, astronomes, mathématiciens, artistes, etc., etc.

LES

ÉTOILES DOUBLES

DE LA

MÉDECINE

PAR

LE DOCTEUR ALBERTUS

PREMIER FASCICULE

I. Les Médecins poètes. — II. Les Médecins lettrés.
III. Les diserts. — IV. Les Médecins érudits. — V. Les Historiens.
VI. Les Médecins biographes.

.... Emissis telis ferroque relicto,
Post hominum cædes, arcum laxare solebant.
(Vers d'un poète inconnu, de l'époque de la décadence.)

PARIS
OCTAVE DOIN, ÉDITEUR
8, PLACE DE L'ODÉON, 8

1883

LES

ÉTOILES DOUBLES DE LA MÉDECINE (1)

.... Emissis telis ferroque relicto,
Post hominum cædes, arcum laxare solebant.
(Vers d'un poète inconnu, de l'époque de la décadence.)

La pratique de la médecine n'a pas que des douceurs à offrir à ceux qui l'exercent. Et si les bords de la coupe sont parfois enduits de miel, le breuvage qui l'emplit a presque toujours des amertumes capables de rebuter bien des âmes en apparence fortement trempées.

Voilà pourquoi, sans doute, tant de médecins cherchent, dans des occupations d'une nature toute différente, une diversion à leurs déboires professionnels.

Je voudrais, dans ces pages, passer en revue, d'un coup d'œil rapide et indiscret, non pas tous les disciples infidèles d'Hip-

(1) Dans une étude sur Quesnay, intitulée : *Un chirurgien économiste* et dont nous parlerons plus loin, M. Bouisson, doyen honoraire et professeur de la Faculté de Médecine de Montpellier, a désigné sous cette qualification d'*étoile double*, Quesnay, *dont le rayonnement a éclairé deux sciences d'une lumière impérissable.* Dans cette série d'études, on nous permettra d'étendre la métaphore à des groupes très variés de médecins.

pocrate, Dieu m'en garde, car bien des in-folio ne suffiraient pas à la tâche, mais seulement ceux qui, sans délaisser le culte de la médecine, ont réussi à briller d'un éclat à peu près égal dans une autre région de l'art ou de la science (1).

I

Les Médecins Poètes

Ab Jove principium ; — à défaut de Jupiter, je débute par Apollon; et à un double titre, puisqu'il est à la fois le dieu des médecins et celui des poètes. C'est même pour cela, si je ne me trompe, que tant de médecins ont si souvent sacrifié à ce dieu. En tout cas c'est l'excuse dont ils se servent volontiers dans le but incontestable de se faire pardonner leurs incartades poétiques, et aussi peut-être pour s'attirer la bienveillance d'un dieu qu'ils adorent sur deux autels à la fois.

Commençons donc par les médecins qui ont fait des vers.

Combien peu y ont réussi !

Si l'on prend la peine d'ouvrir le gros dictionnaire qu'un de nos plus érudits confrères, le docteur Achille Chereau (2), a publié sous le nom de PARNASSE MÉDICAL FRANÇAIS, on verra qu'au banquet de la Poésie il y a eu beaucoup, beaucoup trop d'appelés, et qu'il reste, après un triage modérément sévère, peu, fort peu, extrêmement peu d'élus. Il est même bien difficile de séparer l'ivraie du bon grain. Il y a trop d'ivraie.

---

(1) Je ne m'occuperai donc pas des déserteurs de la médecine comme Dante, Rabelais et Scaliger, Copernic et Galilée, Denis Papin et Théophraste Renaudot, Olivier Goldsmith, Mackintosch et Joseph Hume, Schiller et Kerner, sans compter Sainte-Beuve, etc., etc.

(2) LE PARNASSE MÉDICAL FRANÇAIS ou dictionnaire des médecins poètes de la France anciens ou modernes, morts ou vivants, Didactiques ; — Elégiaques ; — Satiriques ; — Chansonniers ; — Auteurs dramatiques, vaudevillistes, comédiens, fantaisistes, burlesques, rimailleurs, etc., etc., in-12 de XXIV-552 pages, Paris, 1874.

On pourrait diviser en plusieurs catégories les médecins qui ont fait ou font de la poésie (il en existe encore) (1).

D'abord les médecins qui en font par amusement, par passe-temps, en guise de distraction ou d'exercice littéraire (section des jeux innocents).

Puis ceux qui, ne faisant eux aussi pas autre chose qu'un exercice littéraire, sont persuadés qu'ils obéissent à une influence secrète (Boileau), à une inspiration qu'ils prétendent divine, mais qui est souvent chauffée au bain-marie.

Ces derniers sont quelquefois dangereux. Ils obéissent à une impulsion (manie impulsive). Aussi ne prennent-ils pas toujours le temps d'apprendre les règles de la poésie. L'hiatus ne les effraie pas ; et quant à la règle de l'alternance des rimes féminines et masculines, ils sont loin de s'en préoccuper : *de minimis non curat prætor.*

En revanche, d'une façon générale, ils sont féroces sur la question de l'hémistiche. Leurs vers sont tranchés au milieu comme avec une hache et le *législateur du Parnasse* ne compte pas de plus rigides observateurs de la règle qu'il édicta jadis, et à laquelle il se soumit d'ailleurs lui-même avec une abnégation dont la postérité ne lui sera jamais assez reconnaissante :

« Que toujours dans vos vers le sens coupant les mots,
« Suspende l'hémistiche, en marque le repos. » (2).

Les enjambements sont également honnis de ce groupe de versificateurs. Et pour ce qui est des rimes, la poésie n'enrichissant guère ses fidèles, les médecins auraient grand tort de dépenser leurs richesses dans des rimes qui ne rapportent rien.

C'est bien assez que, comme Piorry, on daigne gratifier son siècle d'un fameux poëme (on sait que je fais allusion à *Dieu, l'âme, la nature*), poëme qui a eu deux éditions. La seconde édition est augmentée de deux chants, le septième et le huitième, sans compter un hymne final, que l'auteur, par amour du grec sans

---

(1) Témoin le docteur M..., qui a ouvert un journal nouveau d'obstétrique par un prospectus ou un programme *en vers !!*

(2) Boileau, *Art poétique*, chant Ier.

doute, a baptisé du nom de *Théophylisme*. Je préviens le lecteur curieux que ce nom n'est pas tiré de la nomenclature pathologique de M. Piorry; il a été créé de toutes pièces pour la circonstance.

Je m'en voudrais de ne pas faire une citation de ce grand poëme à l'adresse de ceux de mes contemporains qui auraient l'ingratitude de ne pas en posséder un exemplaire. Un seul vers suffira : le dernier; c'est le couronnement de l'œuvre, *finis coronat opus*, comme aurait dit M. Joseph Prud'homme, qui cependant n'eût jamais été capable de faire ce vers (que toutefois il eût peut-être signé) :

> Notre âme est immortelle, et l'avenir à Dieu.

Il est un groupe de poëtes bien plus important et pour nous bien plus intéressant : je veux parler de ceux qui ont tenté de mettre en vers telle ou telle partie de la science médicale. Je laisserai, bien entendu, de côté les profanes qui ont eu l'ambition de traduire en vers les mystères sacrés de la science d'Esculape; Barthélemy, chantant la Syphilis et faisant de son poëme un préambule et comme une réclame à un mode de traitement préconisé par le docteur X; et Casimir Delavigne, célébrant la vaccine et donnant de bons conseils dans des vers que Trousseau trouvait très beaux. (*Clinique médicale*, 4ᵉ édition, t. I, p. 115.)

> « Puisez le germe heureux dans sa fraîcheur première
> Quand le soleil cinq fois a fourni sa carrière. »

Cela nous entraînerait trop loin.

Tenons-nous en aux médecins; la moisson est déjà trop abondante et je ne ferai que signaler les plus belles gerbes en passant légèrement sur les poëtes purement didactiques, comme ce Bimet qui a mis l'anatomie en quatrains, et qui décrivait ainsi le fémur :

> Le fémur est plus grand de tous les os de l'homme,
> Poly, dur et solide extérieurement,
> Fistuleux et moëlleux intérieurement,
> Son bout supérieur est rond comme une pomme.

Que vous en semble, chers lecteurs? Eh! quoi, l'on ne se pâme pas!

Quarré, lui, mieux appris, décrivait les muscles en vers latins. Et cela plaisait mieux.

Quant à ceux qui, faisant une description scientifique, ont mêlé un peu de poésie à leurs vers, on en vient souvent à regretter qu'ils y aient mis en même temps de la médecine, et l'on préférerait presque toujours qu'ils n'eussent fait que de la poésie (témoin Bergeron dans le *Bouquet anatomique* etc., et, plus près de nous, Andrevetan faisant l'allégorie du diabète en nous représentant la métamorphose d'une femme en canne à sucre) (1).

Mais il est temps, toujours pour obéir aux préceptes de Boileau, de passer du léger au sérieux, *du plaisant au sévère.*

La liste des poëmes didactiques relatifs à l'art de guérir serait bien longue, depuis Nicander, qui, au dire de Cicéron, avait mis la médecine en vers grecs, et Rufus d'Ephèse (2), en passant par l'Ecole de Salerne, dont bien des vers latins courent encore le monde, par Nostradamus, médecin quoique prophète, jusqu'à Fracastor, un vrai poëte celui-là, dont les descriptions virgiliennes sont souvent si brillantes, sans compter Claude Quillet enseignant la *callipédie* en bons vers latins, et enfin Philippe Petit-Radel, dont le poëme *érotico-didactique* frise la grivoiserie.

Il est cependant un certain nombre de médecins qui, tout en restant fidèles à la médecine et à la science, ont trouvé dans le culte de la poésie presque de la gloire. Albert de Haller n'est-il pas considéré par son beau poëme sur les Alpes comme l'un des meilleurs poëtes allemands? Et la confection de ces vastes recueils bibliographiques et scientifiques, si complets et si pleins qu'il semblerait que plusieurs abbayes de bénédictins ont dû collaborer pour les produire au jour de la publicité, l'ont-ils empêché de mordre souvent à ce *gâteau de fée* qui s'appelle la poésie, et d'en tirer des morceaux exquis?

Marc-Antoine Petit n'a-t-il pas obtenu en 1802 une mention honorable de l'Institut pour sa *Médecine du cœur* et n'a-t-il pas fait

(1) Ai-je besoin de rappeler aux lecteurs de la Gazette médicale deux feuilletons si littéraires de M. Peisse, l'un sur le *Code médical du médecin*, par le docteur Andrevetan, ce médecin poëte qui, à 70 ans, ne se trouvait pas assez vieux pour ne pas chercher à rejoindre, en 1870, les ambulances de l'armée du Nord; l'autre, à propos du poëme du professeur Piorry, signalé plus haut.

(2) Qui, selon Galien, mit en hexamètres la matière médicale.

un poëme presque célèbre, *Onan ou le tombeau du Mont-Cindre?*

Cabanis n'a-t-il pas traduit en vers l'*Iliade?* Et, dans notre siècle, Antoine Miquel (1), au plus vif de sa lutte contre Broussais et sa doctrine, n'a-t-il pas trouvé le temps de faire les quatre chants de sa *Médecine vengée?*

Enfin, a-t-on oublié qu'un autre journaliste, Ant.-François-Hippolyte Fabre, qui, à l'exemple de Haller, a compilé des recueils énormes de médecine, presque des monuments, secouait dans sa *Némésis médicale* le fouet de la satire sur les plus hautes têtes de la médecine, et les faisait trembler? Et puis, que d'autres encore, plus près de nous, ont emprunté parfois la langue des dieux : Celui-ci, professeur d'accouchements, et des plus en vogue, n'est-il pas l'auteur d'une fable en vers que nous pourrions citer? Celui-là, oculiste des plus distingués, oubliant qu'il est sorti de l'Ecole des Mines, ne laisse-t-il pas échapper de sa plume de charmants sonnets, sonnets d'un vrai poète, sonnets de gourmet (2)? Et cet autre, sorti aussi de l'Ecole des Mines, lui aussi cultivant, et non sans succès, l'ophthalmologie, trouvant de plus le temps de manier l'ébauchoir du sculpteur, à telle enseigne que ses œuvres figurent tous les ans

---

(1) Les rédacteurs de la GAZETTE MÉDICALE ont le droit de considérer Antoine Miquel comme un de leurs ancêtres, puisque c'est dans la GAZETTE DE SANTÉ, dont la GAZETTE MÉDICALE fut la légitime héritière, qu'il publia ses articles si vifs et si remarqués.

(2) M. Chereau ne saurait manquer, dans une nouvelle édition de son PARNASSE MÉDICAL, d'accorder une place et non des moindres à ce ciseleur de sonnets souvent médicaux et parfois gastronomiques, que M. Charles Monselet, dans ses *Lettres gourmandes*, appelle *mon cher Escalope*. Dans ces mêmes lettres, on trouvera aussi un plaisant sixain que M. Monselet lui a adressé. Je ne saurais résister au plaisir de le reproduire, en ayant soin, pour ne pas blesser la modestie d'un confrère, de laisser en [illegible] son nom (que les amants de la rime riche devineront aisément) :

Moi, qui suis de ceux qu'amusait
L'esprit que le bon Cham usait
Jadis dans ses caricatures,
Je dis : obtus et camus est
Qui n'accepte de........
Les attrayantes nourritures.

au salon, n'est-il pas l'auteur de plusieurs drames (1) historiques en vers, et n'a-t-il pas fait représenter, rue Saint-Georges, une petite comédie humoristique et d'actualité : *Miss Hippocrate?* Et cet autre, directeur d'un recueil, qui, à mesure qu'il avance, devient le plus complet répertoire des sciences médicales, n'a-t-il pas rimé lui aussi? Et puis P. B... le chirurgien regretté, et T..., le chansonnier attitré des banquets médicaux, et C..., l'érudit, et combien d'autres encore? Mais il faut nous borner :

Claudite jam rivos.......

Je ne voudrais pas d'ailleurs négliger d'accorder au moins une mention collective à ceux des médecins qui n'ont recours à la poésie que pour y puiser des jouissances platoniques et toutes passives. Ceux-là pourraient faire un groupe à part, celui des amateurs non exécutants, des dévots non pratiquants de la poésie, parmi lesquels se rangerait volontiers votre serviteur.

II

Les Médecins lettrés

Amant alterna Camenæ.
(Virgile, Eglog. III, v. 59)

Pour quelques médecins qui ont trouvé la gloire dans leurs délassements poétiques, combien ont essayé en vain de cueillir la pomme d'or dans ce jardin des Hespérides qu'on nomme la Poésie. Combien, en courtisant les muses, ont simplement chiffonné leur costume! mais combien d'autres sont allés plus loin, et ont presque violenté ces neuf filles du Pinde sans pouvoir arriver jusqu'à ce trésor sacré, l'inspiration.

Aussi le chiffre des médecins purement lettrés est-il peut-être

(1) L'un de ces drames porte une préface de M. Jules Simon; un autre se présente avec une introduction de l'auteur de Jérôme Paturot, Louis Reybaud.

encore plus considérable que celui d'ailleurs effrayant des médecins poètes.

Mais dans cette vaste catégorie de lettrés, quelle classification compliquée nous aurions à faire!

Et d'abord élaguons les simples dilettanti, ceux qui savourent la littérature que d'autres distillent. Ceux là, si je voulais continuer ma métaphore, n'auraient droit qu'au nom de frelons; mais je me garderai pour tout au monde de le leur appliquer : j'aurais l'air de vouloir les désobliger, tandis qu'au contraire je crois devoir les complimenter de leur philosophie, de leur sage égoïsme, je dirai même de leur sybaritisme. Car ils ont choisi la meilleure part dans la République des lettres; ils en sont les actionnaires, se contentant de participer aux bénéfices, et laissant à d'autres le soin de faire l'exploitation, à laquelle d'ailleurs ils s'intéressent vivement et qu'ils encouragent de leur mieux.

De ceux-là donc ne parlons plus, et reprenons notre classification des médecins au point de vue littéraire. Nous diviserons tous ceux dont il nous reste à parler en deux vastes groupes.

Dans le premier, nous comprendrons tous les médecins qui, comme M. Jourdain, ont fait de la prose sans le savoir, de la bonne prose, s'entend. Ce sont les lettrés inconscients. Dans leurs ouvrages médicaux, ils ont fait preuve d'un talent inné, qui à divers titres les fait lire et les fera lire longtemps encore. Ce sont les vrais classiques de la médecine, et ils sont très peu nombreux.

On pourrait citer : chez les Grecs, Hippocrate, Arétée de Cappadoce et Galien ; Celse (1) et Cœlius Aurelianus chez les Latins; et depuis la Renaissance Ambroise Paré et Harvey, Sydenham et Baglivi, Morgagni et Boheraave, Torti et Borsieri, Hoffmann e Sthal, van Swieten, Stoll et Cullen, Sauvages, Lorry et Pinel Bordeu et Bichat, les deux Frank et Hufeland, Hallé, Portal et Magendie; plus près de nous les Trousseau, les Tardieu, les Claude Bernard, etc. Décidément l'inventaire est trop difficile à dresser. C'est que ce groupe doit comprendre seulement ceux qui,

---

(1) Il n'est cependant pas prouvé que Celse, bien qu'il ait écrit u. la médecine un excellent traité, fût un médecin praticien.

tout en écrivant correctement et en faisant d'excellentes descriptions des maladies, sont restés plus médecins que littérateurs.

Dans le deuxième groupe, au contraire, nous rangerons ceux qui ont cultivé avec un égal succès la littérature et la médecine, ceux qui ont fait de bons ouvrages de lettrés dans lesquels la forme je ne dirai pas efface le fond, mais brille souvent plus que le fond.

Guy Patin n'est-il pas un de nos premiers *épistoliers*, et que Sainte-Beuve estimait au moins à l'égal de Balzac et de Voiture ? A mon sens, Guy Patin est mieux que cela encore ; c'est notre Pascal à nous ; il a fait contre l'émétique de vraies *Provinciales*, toutes spontanées, pleines d'imprévu et de rage, débordant de malice, gonflées de fiel et souvent le laissant échapper, emportées, parfois furieuses et malgré tout délicieuses à lire, bien qu'aujourd'hui nous n'ayons plus lieu de partager cette haine féroce contre l'antimoine et la circulation du sang, ni cet enthousiasme enragé pour la saignée, non plus que de prendre parti dans cette croisade destinée à maintenir intacts les privilèges de l'ancienne Faculté de médecine de Paris.

Après Guy Patin, pour trouver un autre médecin qui soit connu du public lettré en dehors du corps médical, il nous faudrait arriver jusqu'à Lamettrie. Cependant les nombreux écrits de ce médecin, l'*Histoire naturelle de l'âme* aussi bien que *Pénélope ou le Machiavel médecin*, l'*Homme-Machine* comme l'*Homme-Plante* étant plutôt destinés à faire beaucoup de bruit, à attirer de force l'attention, en un mot à casser les vitres, qu'à creuser un profond sillon dans la science, ne brillent d'aucun éclat, pas même dans la forme. Lamettrie n'a fait ni de la littérature ni de la médecine, quoiqu'il ait beaucoup écrit dans sa courte carrière. Il mourut à la cour du roi Frédéric II avant d'avoir atteint l'âge de 42 ans, méprisé de tous, même et surtout de ceux qu'il croyait ses amis parce qu'il était leur courtisan. On connait l'étrange oraison funèbre que lui fit Voltaire dans une de ses lettres :

« Ce Lamettrie, cet homme-Machine, si gai et qui passe pour rire de tout, cette vigoureuse santé, cette folle imagination, tout cela vient de mourir, pour avoir mangé, par vanité, un pâté de faisans aux truffes. »

Diderot a été à l'endroit de Lamettrie encore plus dur que Voltaire, car, après avoir dit qu'une assertion sensée se heurte chez lui contre une assertion folle, il ajoute : « Lamettrie, dissolu, impudent, bouffon, flatteur, était fait pour la vie des cours et la faveur des grands. »

.... *Paulo majora canamus.* — Passons à ces deux frères siamois de la médecine, Tissot et Zimmermann, *Arcades ambo,* tous les deux Suisses. Nous retrouverons là des ouvrages vraiment littéraires, quoique sortis d'une plume essentiellement médicale.

Le premier, docteur de la Faculté de Montpellier, a lancé de Lausanne, tant en français qu'en latin, bien des livres dont beaucoup sont devenus populaires. Je laisserai de côté celui de ses ouvrages qui a été le plus souvent réimprimé et dans lequel l'auteur semble dépasser le but qu'il veut atteindre en peignant, sous des couleurs trop sinistres, les résultats du vice honteux qu'il tend à combattre. Il décourage et ne corrige pas.

Il me suffira de citer : 1° l'*avis au peuple sur sa santé* qui eut, chose inouïe dans la librairie médicale, dix éditions en six ans, et qui lui valut de l'Etat de Genève, à la sollicitation des habitants de la campagne, une pension, et de la Chambre de santé du canton de Berne, une médaille. Ces deux récompenses font d'autant plus d'honneur à Tissot qu'elles lui furent décernées à son insu ; 2° le traité *sur la santé des gens de lettres,* dont le docteur Bertrand de Saint-Germain, publiait encore en 1859 une édition nouvelle. Dans ce dernier ouvrage, Tissot reste toujours pessimiste, et l'on se demande, après l'avoir lu, ce qu'il est permis de faire, *quid deceat, quid non.* Il défend et condamne tant de choses, depuis le vin jusqu'au café et jusqu'au thé, depuis les haricots jusqu'au canard, les veilles comme la paresse, etc. Tissot n'avait sur sa palette que les couleurs les plus sombres ; rien de gai.

Zimmermann a surtout écrit en allemand. Son traité de *l'Expérience* se fait encore lire des médecins, et son livre sur *la Solitude,* rempli de pages charmantes, est goûté de tout le monde ; aussi est-ce un littérateur, M. Marmier, qui en a fait la meilleure traduction française. Zimmermann mourut hypochondriaque ; Tissot naturellement consacra les derniers mouvements d'une plume prête à tomber, et les derniers efforts d'une ardeur qui va s'éteindre, à raconter la vie de son ami et de son heureux émule, dont l'esprit plus original et plus juste, dont le style plus énergique en même temps que très lucide, dont l'éloquence réelle vivront longtemps encore. Car, ainsi que l'a dit Sprengel à propos du *Traité de l'Expérience:* « tant qu'on aura de l'estime pour l'esprit et le goût, pour le talent et la science, son ouvrage sera mis au nombre des productions qui font le plus d'honneur à l'esprit humain. »

En France, les médecins qui ont adressé leurs œuvres, je parle d'œuvres scientifiques, à la masse du gros public, ont toujours été peu nombreux. S'il en est, et d'un très haut mérite, qui soient lus ou puissent être lus par toute sorte de lecteurs, c'est parce qu'ils ont abordé parfois des sujets d'un intérêt général ou qu'ils n'ont traité de la médecine qu'au point de vue philosophique, sans entrer dans les détails techniques, ou encore qu'ils ont eu à confier des articles à certains recueils encyclopédiques s'adressant aux savants de toutes les catégories.

Barthez est de ce nombre. Son livre intitulé : *Nouveaux éléments de la science de l'homme* est une œuvre de philosophie autant que de médecine. C'est un vrai monument, et rempli des pages les plus brillantes. Barthez a fait en outre dans l'*Encyclopédie méthodique du dix-huitième siècle* six articles peu importants : Evanouissement, Exstipice, Fascination, Faune, Femme, Force des animaux. Ce sont de petits articles de dictionnaire d'où l'originalité doit par conséquent être bannie. Et cependant le professeur Lordat, avec une perspicacité qui lui fait honneur, y a découvert bien des motifs d'admiration (1). « Ces productions, dit-il, se font remarquer par une érudition profonde, par une instruction vaste et solide, par l'omission volontaire des choses sur lesquelles on est d'accord, par une sorte d'intrépidité avec laquelle l'auteur aborde les points les plus problématiques de la science, par un grand désir de ramener aux lois générales les faits rares et singuliers, ou, pour mieux dire, de poser les lois générales sous lesquelles ces

---

(1) Il est vrai que Lordat avait une véritable vénération pour Barthez. Aussi les moindres écrits sortis de la plume de ce maître éminent excitent-ils chez son élève un enthousiasme, je ne dirai pas aveugle, mais au moins très myope. Il faut en effet des verres bien grossissants pour découvrir dans les articles de l'*Encyclopédie* tout ce que Lordat a su y voir.

faits se rangent sans effort, par la gravité du style et par une concision poussée quelquefois jusqu'au défaut. Mais on y trouve peu d'idées propres à l'auteur, et celles qu'il y a semées ne sont ni arrêtées, ni assez liées à un corps de doctrine. On reconnait un homme qui avait le projet d'introduire des réformes, mais qui, pour se mettre en état de les opérer un jour avec plus de succès, s'appliquait à faire une abondante provision de faits et d'opinions, et, en attendant, parlait quelquefois comme son siècle (1). »

C'était aussi une belle intelligence que Cabanis ; et si, par son fameux livre sur les *Rapports du physique et du moral de l'homme* autant que par sa lettre posthume à M. Fauriel, sur *Les causes premières* (2), il est plutôt philosophe que simple lettré, par sa lettre à M. T... sur les poèmes d'Homère, par sa traduction en vers de nombeux fragments de l'*Iliade*, par son *Serment d'un médecin*, imité du *Serment d'Hippocrate*, les littérateurs peuvent le revendiquer comme un des leurs.

Son *Journal de la maladie et de la mort de Mirabeau* est très émouvant à lire ; son *Coup d'œil sur les révolutions et sur les réformes de la médecine*, écrit à la demande de Garat, ses études sur *Les secours publics et les hôpitaux* (Cabanis a été administrateur des hôpitaux de Paris) sont des écrits à forme un peu emphatique sans doute, à la mode du temps où ils virent le jour, mais la lecture en est facile, le style est des plus corrects, et Cabanis mérite une place des plus brillantes parmi les médecins lettrés (3).

Il y avait, à la fin du siècle dernier, à Auteuil, une maison particulièrement hospitalière aux gens de lettres, aux hommes de

---

(1) Lordat, *Exposition de la doctrine médicale de Barthez*, 1818, 1 vol. in-8, page 17.

(2) On sait que le regretté M. Peisse, qui fit paraître longtemps de si brillants feuilletons dans la *Gazette médicale*, a publié de l'œuvre philosophique de Cabanis une excellente édition, qu'il a enrichie de notes. Paris, 1844.

(3) Je tiens à rappeler que dans le *Recueil des œuvres complètes de Cabanis* (édition de 1824) se trouvent quatre discours trouvés en projet dans les papiers de Mirabeau et que Cabanis a recueillis et publiés sous le titre : *Travail sur l'éducation publique.*

science, à tous les hommes de talent; c'est dans cet asile des savants, c'est dans le salon de madame Helvétius que Cabanis rencontrait le sympathique auteur du *Système physique et moral de la femme*.

Peu de livres scientifiques ont eu autant de succès que celui de Pierre Roussel. Le style en est facile, imagé, limpide, séduisant en un mot. Aussi lit-on encore aujourd'hui avec plaisir cet ouvrage dont le fonds a beaucoup vieilli.

Alibert, l'ami, le biographe, l'éditeur posthume des œuvres de Roussel, a écrit ces lignes : « Ce n'est pas le succès rapide qu'obtint ce livre qui rendit heureux Roussel, c'est le plaisir de le composer. Il y a tant de voluptés à répandre ses sentiments et ses pensées! »

Roussel, qu'on a comparé parfois à La Fontaine pour son ingénuité et son naturel, resta célibataire endurci. A Alibert, qui lui conseillait de se marier, il répondait : « Je vous assure que cette idée m'est souvent venue; mais il faut aller devant le prêtre, devant le magistrat : c'est une affaire qui n'en finit pas. »

Outre le livre dont nous venons de parler, on a de Roussel un fragment important sur le *Système physique et moral de l'homme*, un *Essai sur la sensibilité*, une *Notice sur madame Helvétius*, quelques pages sur *Sapho* (1) et enfin une note sur les *Sympathies* (2).

On a vanté la justesse de son jugement. A l'appui de cette assertion, Alibert cite le cas que Roussel faisait des œuvres de madame de Genlis; et non seulement il en complimente (en 1820), Roussel mort depuis 1802, mais surtout il félicite madame de Genlis pour avoir mérité les suffrages d'un homme aussi éminent, d'un si parfait connaisseur.

---

(1) Dans ces pages qui sont intitulées : *Doutes historiques sur Sapho*, Roussel semble prendre le saut de Leucade au sérieux, et cherche à démontrer comment cette émotion si violente pouvait guérir du mal d'amour ceux et celles qui voulaient bien se soumettre à un pareil traitement. On peut consulter à ce sujet Bayle, un critique très rassis comme on sait, quoique très indiscret. (Dictionnaire historique et critique, articles *Leucade* et *Sapho*.)

(2) Voir l'Edition publiée par Alibert. 1 vol. in-8, Paris, 1820.

Je dois accorder maintenant une petite place à Alibert lui-même qui, sorti de l'ordre des doctrinaires, n'en continua pas moins à avoir des prétentions à la littérature, et ne laissa pas de la cultiver toute sa vie. On connaît même de lui un petit poème, *La dispute des fleurs*. Mais son œuvre principale est son grand ouvrage sur la *Physiologie des passions*, d'un style si touffus, si exubérant, si pompeux et par dessus tout si fleuri. Car, il faut l'avouer, Alibert empruntait trop de fleurs à la rhétorique; il en dévastait les parterres et il jetait ses fleurs à tort et à travers; il en comblait même la dermatologie.

Depuis Alibert, ils seraient bien nombreux les médecins qui, sans être infidèles à leur profession, ont montré un goût souvent très vif pour les lettres.

Mes lecteurs m'en voudraient si j'oubliais de parler de Réveillé-Parise, qui publia une galerie de portraits médicaux que bien de nos confrères ont encore présents à la mémoire, Réveillé-Parise, cet esprit si cultivé, que les lettres revendiquent encore pour avoir consacré sa plume à un traité sur *L'hygiène des hommes qui se livrent aux travaux de l'esprit*. Bien moins banal, mieux écrit, plus scientifique que le livre de Tissot sur le même sujet, il n'a pas eu autant de succès que son aîné, probablement parce qu'il était le cadet.

Son ouvrage sur la *goutte* est lu aussi des gens du monde. De ces deux traités, le docteur Edouard Carrière, utilisant au grand profit de la science les loisirs que lui laisse la robuste santé de son auguste client (1), en a publié tout récemment une nouvelle édition.

Réveillé-Parise, admirateur de Guy-Patin, nourri comme lui de la lecture des auteurs anciens et particulièrement des poètes latins, s'était cru par celà même apte à publier une édition annotée du célèbre faiseur de lettres. Il fit cette édition nouvelle; et bien qu'elle soit jusqu'ici la meilleure que nous possédions, car elle est la dernière, elle mériterait bien des reproches. Sainte-

---

(1) Le docteur Carrière, une étoile double lui aussi, le créateur pour ainsi dire de la Climatologie médicale, est, si je ne me trompe, le médecin du comte de Chambord.

Beuve, qui avait connu Réveillé-Parise, n'est pas tendre à l'endroit de l'éditeur de Guy Patin (1), et Lamennais le ménage encore moins. M. A. Chereau rapporte en effet (2) qu'un journaliste médical lui a raconté ce fait : Se trouvant un jour à dîner chez un ami commun, avec Lamennais et Réveillé-Parise, « le premier ne put contenir sa colère en se trouvant face à face avec l'éditeur des lettres de Guy Patin, et il glissa ces mots dans l'oreille de son voisin de table : Le malheureux... qu'a-t-il fait ? Il a retardé pour cinquante ans peut-être une bonne édition de Guy Patin ! (3) »

Je pourrais encore citer bien des professeurs, comme Broussais, par exemple, dans son *Examen des doctrines*, dont les livres seront lus plutôt comme une œuvre littéraire ou historique que comme une œuvre scientifique, et aussi un certain nombre de chirurgiens, comme Richerand, qui eut toujours des visées littéraires souvent justifiées.

Plus près de nous Requin, excellent humaniste, resta toujours l'ami de la littérature. Aussi a-t-il eu l'honneur de voir en tête du 4ᵉ volume de sa *Pathologie interne*, volume posthume, sa biographie signée d'un académicien, L. Vitet. Et Trousseau n'était-il pas, je crois, membre de la Société des gens de lettres ?

Et parmi nos contemporains que de lettrés nous pourrions encore nommer ! Le vénérable professeur B... n'est-il pas en effet un gourmet de la littérature, aussi bien que M. N.-G. de M..., chez qui le goût des lettres doit être héréditaire quand on est le des-

---

(1) « Quant à ses notes sur Guy Patin, dit Sainte-Beuve, il y parle plus volontiers de la Révolution française et de la décadence sociale que de Guy Patin même et du dix-septième siècle. J'ai quelquefois pensé que si M. Prudhomme (le Prudhomme d'Henri Monnier) avait été docteur en médecine, il aurait fait de pareilles notes. » (*Causeries du lundi*, t. VIII, p. 88-89.) — Sainte-Beuve est cruel.

(2) DICT. ENCYCL. DES SC. MÉD. de Dechambre. Article Réveillé-Parise.

(3) Il y a quelques mois, M. Charles Nisard émettait encore à peu près la même opinion dans une brochure intitulée : *Guy Patin. Nécessité d'une nouvelle édition de ses lettres*. Paris, 1880. M. Charles Nisard accuse Réveillé-Parise d'avoir estropié bien des phrases de Guy Patin.

cendant des Lorry, des Hallé et d'un des premiers directeurs de l'Ecole Normale.

Ne pouvant continuer mon énumération, j'en arriverais presque à faire une division indécente et je classerais l'ensemble des médecins de notre pays en deux immenses sections : La 1re comprenant les médecins qui écrivent et parlent notre langue ; la 2e englobant ceux qui n'écrivent ni ne parlent en français.

Mais il est temps de clore ce chapitre, sans m'attarder à ce petit groupe de médecins qui voudraient s'appeler les vulgarisateurs de la médecine, tandis que le plus souvent ils n'en ont été que les exploiteurs.

Bien que Nicolas Venette fût un homme réputé consciencieux et l'auteur d'un bon travail sur le scorbut, il doit être mis au premier rang de ces prétendus vulgarisateurs par son *Tableau de l'amour conjugal,* étant donné le résultat auquel ce médecin est arrivé probablement sans y aspirer. Cet ouvrage, si souvent réimprimé et que les colporteurs offrent en le cachant sous leur blous aux libertins de village en quête de lectures impudiques, a dû contribuer en effet à préparer de nos jours un public tout fait aux produits immondes de cette littérature nauséeuse qui se pare elle-même et se fait gloire de l'épithète de *pornographique.*

Je ne nommerai même pas ces indignes exploiteurs de la crédulité publique et de la bêtise humaine, qui font des manuels de la santé ou de ces abrégés de médecine qui enseignent l'art de se soigner sans médecin et se sont appelés G... et R... ou s'appellent encore D..., J..., D..., etc. Leurs volumes se vendent sans doute bien plus que les œuvres sérieuses, et ils n'en méritent pas moins le mépris des honnêtes gens.

Pour rien au monde je ne voudrais que l'on confondît avec ces derniers un certain nombre de journalistes médecins, vulgarisateurs estimables, qui se proposent de rendre accessibles à l'intelligence des masses les données de la science. Tel avait été le docteur Isidore Bourdon, qui dès l'âge de 28 ans, faisait partie de l'Académie de médecine. Son style lucide et élégant le prédisposait à faire du journalisme. Il en fit.

Il a rempli le *Dictionnaire de la Conversation* d'articles en général très soignés, les uns consacrés à la biographie des célébrités médicales, les autres à la description des maladies. A un moment où la mode était de vulgariser toutes les sciences par des traités sous forme de lettres, Bourdon suivit l'exemple donné par Demoustier, Aimé Martin, etc. A la suite des lettres à Emilie sur la mythologie, des lettres à Sophie sur l'histoire naturelle, des lettres à Uranie sur l'astronomie, il fit les *Lettres à Camille sur la physiologie*. Personne n'a le droit de lui jeter la pierre, car il ne chercha jamais à tirer malhonnêtement profit de ses écrits; il ne fit pas œuvre de charlatan.

Tels sont encore de nos jours le docteur G.-L.-B., et le docteur J.-R. (sous le pseudonyme d'Aristide R.) qui, suivant l'exemple d'Isidore Bourdon, décrivent, à l'adresse des gens du monde qui veulent s'instruire, les fonctions aussi bien que les troubles morbides de l'organisme.

Je n'en aurais pas encore fini avec les lettrés si je ne me proposais de consacrer des chapitres spéciaux aux diserts et aux érudits, de même qu'aux fantaisistes et aux moralistes de la médecine.

III

Les diserts

Verbum imbelle perit, littera scripta manet.

Il est des médecins qui ont laissé peu de traces écrites de l'influence qu'ils eurent de leur vivant. Je fais allusion à ces médecins diserts, souvent éloquents, parfois tribuns, qui par le talent de la parole se sont acquis une gloire éphémère sans doute, mais pour eux plus réelle que celle qu'ils auraient par leurs écrits ou leurs travaux scientifiques. Ceux-là aussi sont des étoiles, mais des étoiles filantes qui ne vivent que peu de temps et qui ont dû jeter un bien vif éclat pour ne pas s'éteindre dans la mémoire de ceux qui furent les témoins de leur splendeur.

On a gardé le souvenir de la faconde de Hallé, laissant rouler sa phrase qui parfois se perdait dans des périodes sans fin (1); d'aucuns parlent encore aujourd'hui de l'abondance verbeuse d'Alibert groupant sous les tilleuls de l'hôpital Saint Louis toute une foule d'étudiants, avides de cette parole brillante et émaillée de fleurs. Par contre, Richerand, dans le même hôpital, se perdait facilement dans les méandres de sa laborieuse élocution, lui qui la plume à la main produisait des effets merveilleux. De Roux, il nous suffirait de rappeler ce que disait le regretté Peisse du flux rapide et un peu exubérant de sa parole. Dupuytren était plus sobre, Récamier plus fantasque, Lisfranc plus emporté. Quant à Broussais, c'était là un véritable tribun communiquant à son nombreux auditoire non pas les vérités sereines de la science, mais le feu des passions qui l'animaient dans le développement de ces théories, de ces hypothèses qui chez lui étaient des convictions décorées bien à tort du nom de doctrines.

Je n'ai pas eu le plaisir d'entendre professer M. Lordat, de Montpellier, mais l'écho de ses éclatantes leçons venait jusqu'aux oreilles des élèves de l'école de Paris et leur a souvent inspiré le regret de ne pouvoir savourer le miel que sa bouche savait distiller.

Et de nos jours n'avons-nous pas vu Trousseau arriver à des effets d'éloquence superbes, effets que souvent il cherchait, mais qu'il trouvait presque toujours? Et Béhier n'était-il pas assez verveux? Et Chauffard, sous son aspect sévère, n'arrivait-il pas, par 'élégance de sa parole, la pureté de son débit et surtout par l'élévation (2) de ses idées, à asservir un auditoire pourtant revêche à ses doctrines et dont il se faisait écouter quand même? Quant à Tardieu, les phrases coulaient de sa bouche avec une aisance telle qu'il suffisait de le regarder et de l'entendre pour être sous le charme; et malgré soi l'on pensait à cette antique défini-

(1) Voir la notice que Réveillé-Parise a consacrée à Hallé, dans ses *Études de l'homme dans l'état de santé et dans l'état de maladie*, t. I., p. 525. — Paris 1845. — Au point de vue de la prolixité, un membre défunt de l'Académie française, ancien doyen de la Sorbonne, M. Patin, aurait cependant réussi à dépasser Hallé. L'ampleur ou plutôt l'amplitude de ses phrases allait parfois si loin que personne, pas même l'orateur, ne pouvait arriver à trouver les limites de ces immenses périodes.

(2) Élévation telle que souvent on ne pouvait le suivre. On le perdait même de vue.

tion de l'éloquence, qui nous montre une chaîne d'or, dont les anneaux sortent de la bouche de l'orateur pour aller saisir et retenir les auditeur fascinés et séduits.

Quel est celui des médecins vivants qui n'a ouï parler de ces merveilleuses conférences de l'hôpital du Midi, conférences que M. Ricord (nous pouvons le nommer, car sa voix est restée muette depuis si longtemps qu'il semble que nous parlions d'un classique) consacrait à l'étude des maladies occasionnées par un culte trop assidu de Vénus.

Ces éminents professeurs ont heureusement laissé parmi nous des continuateurs, des successeurs qui auraient facilement été leurs émules. Et si la voix du vénérable doyen de nos professeurs, je parle de M. Bouillaud, est aujourd'hui éteinte pour les étudiants, il leur reste un Ch. L..., le vrai Lachaud de la Faculté, qui émerveillerait les avocats les plus distingués par la facilité d'une parole toujours élégante, quoique très abondante; un U. T..., un S. J..., un M. P..., un B..., etc.

Je passe à une autre série d'étoiles doubles, aux médecins qui se sont acquis une renommée dans un genre des plus ingrats et où il est très difficile de pouvoir briller. Je veux parler des secrétaires perpétuels chargés de faire des éloges académiques (1).

Au siècle dernier, deux Sociétés savantes se partageaient le domaine de l'art de guérir. L'Académie royale de Chirurgie était l'aînée; elle datait de 1731. La Société royale de Médecine, qui vint lui disputer la préséance, ne fut fondée qu'en 1776. Chacune de ces assemblées rivales avait son secrétaire perpétuel; et ici et là on prononça des éloges, jusqu'en 1793; les deux Sociétés furent englouties par la Révolution dans un commun naufrage, ne s'étant rapprochées que pour mourir ensemble.

L'Académie actuelle de médecine a recueilli cette double succession.

A l'Académie royale de chirurgie les secrétaires perpétuels furent: Quesnay, Morand et A. Louis.

---

(1) Un de mes amis qui aime à plaisanter prétend qu'on doit donner aux auteurs d'éloges académiques le nom d'*élogiaques*; ce nom doit d'après lui les rapprocher des poètes élégiaques; ce qui leur convient puisqu'ils ne parlent que sur des tombes.

A la Société royale de médecine, il n'y a eu qu'un seul secré taire perpétuel : Vicq d'Azyr.

Depuis la fondation de l'Académie de médecine, il y a eu trois secrétaires perpétuels : Pariset, Dubois (d'Amiens), Béclard (1).

De plus, un certain nombre de nos confrères ont eu leur éloge posthume à l'Académie des sciences; Fontenelle y a prononcé dix-neuf éloges de médecins. Mairan en a prononcé cinq; Grand-Jean de Fouchy, deux; Condorcet, quatre ou cinq; d'Alembert, un; et depuis la Révolution : Cuvier, Arago, Flourens et MM Dumas et Bertrand ont eu à faire l'éloge de quelques-uns de nos plus méritants confrères.

De Quesnay, le premier secrétaire de l'Académie royale de chirurgie, nous ne dirons pas grand chose maintenant; car nous en parlerons longuement dans un prochain chapitre; et d'ailleurs il n'a guère écrit, comme historien de cette célèbre Société, que la préface placée en tête du premier volume des *Mémoires de l'Académie de chirurgie.*

Morand, son successeur, commença à vrai dire l'histoire régulière des actes de la Compagnie; « mais, si l'on en croit Dubois (d'Amiens) (2), ces essais n'ont aucune valeur, et bientôt Morand est obligé de céder la place à raison de son insuffisance. »

Antoine Louis le remplaça et remplit à lui seul cette grande période qui de 1764 va jusqu'en 1792. Louis a prononcé trente-deux éloges dans les séances publiques et annuelles de l'Académie de chirurgie. Deux seulement avaient été imprimés de son vivant, celui de Jean-Louis-Petit et celui de Bertrandi. C'est M. Dubois (d'Amiens), qui a eu l'honneur de livrer à la publicité, en s'en faisant l'éditeur (3), la série des éloges prononcés par cet illustre chi-

---

(1) Nous ne parlerons pas des éloges prononcés par M. Béclard, parce qu'il est notre contemporain et surtout parce qu'il y aurait de la cruauté à soumettre sa modestie à une trop rude épreuve.

(2) Éloges lus dans les séances publiques de l'Académie de Médecine (1845-1863), par E. Frédéric Dubois (d'Amiens). Introduction p. XXIV.

(3) Ce fut sur les indications du docteur Daremberg, alors bibliothécaire de l'Académie de Médecine, que furent retrouvés les manuscrits poudreux où se cachaient ces éloges.

rurgien qu'il considère comme le modèle des faiseurs d'éloges et qu'il semble avoir pris à tâche d'imiter. Mais les éloges de Didier et de Levret et la notice sur Tronchin ayant été égarés, l'œuvre de Louis reste malheureusement tronquée. Telle qu'elle est néanmoins, elle suffit à sa gloire et nous comprenons parfaitement à la lecture de ces estimables, honnêtes, souvent entraînantes et toujours véridiques biographies, l'admiration et même l'enthousiasme dont Dubois (d'Amiens) s'était épris pour ce rigide historien de la science.

Le 20 mai 1792, Antoine Louis mourait d'une pleurésie (1), et ce fut P. Suë qui, le 11 avril 1793, prononça son éloge, le dernier que l'Académie royale de chirurgie ait entendu (2).

A la Société royale de médecine, qui ne fut fondée qu'en 1776, Vicq d'Azyr fut nommé d'emblée secrétaire perpétuel et il eut le temps de prononcer trente-cinq éloges (3). Vicq d'Azyr, lettré (4), je devrais plutôt dire amoureux des lettres, mettait plus de brillant que de justesse dans ses éloges. Élégant réthoricien, il couvrait de fleurs tous ses collègues décédés. Il n'avait pas tout à fait tort, puisqu'il n'était chargé de faire que leur éloge. Mais Dubois (d'Amiens), qui considérait à un tout autre point de vue la tâche de secrétaire perpétuel, lui reproche vivement cette uniformité dans la louange. Au lieu d'être un simple complimenteur, si bien tournés que fussent les compliments, Dubois (d'Amiens) eût préféré que Vicq d'Azyr eût été l'historien des progrès de la médecine en même

---

(1) Voir les détails de l'autopsie pratiquée par Pelletan, à la suite de l'éloge de Louis prononcé par P. Suë. (Éloges lus dans les séances publiques de l'Académie royale de chirurgie par A. Louis. Paris, 1859, p. 450.)

(2) A la Société de chirurgie qui sur bien des points a recueilli les traditions et peut être considérée comme l'héritière de l'Académie royale de chirurgie, on a repris l'habitude de faire, dans une séance solennelle, l'éloge des membres défunts, et je pourrais citer certains de ces éloges qui sont des plus remarquables.

(3) Voir l'édition des œuvres de Vicq d'Azyr publiée en 1805, par le docteur J.-L. Moreau (de la Sarthe) bibliothécaire de l'École de médecine. Paris, 6 volumes in-8°, avec atlas.

(4) Vicq d'Azyr fut aussi membre de l'Académie des Sciences, et de plus membre de l'Académie française, où il succéda à Buffon, dont par conséquent il prononça l'éloge.

temps que le biographe des membres de la Société royale de médecine. Et cependant Vicq d'Azyr avait le sentiment de ses devoirs, lui qui a dit : « Que le panégyriste placé en quelque sorte entre son siècle et la postérité doit se souvenir qu'il parle d'un homme qui n'existe plus à des générations qui existeront toujours, et vis-à-vis desquelles il se rendrait coupable en affaiblissant la vérité qui doit être la base de ses discours. »

Mais ces principes exprimés en si bons termes, Vicq d'Azyr fut le premier à les négliger dans la pratique ; personne n'a plus que lui oublié d'en faire l'application.

Lorsque l'Académie actuelle fut constituée en 1824 sur les débris (et plus de 30 ans après leur disparition) de l'ancienne Société royale de médecine et de l'Académie royale de chirurgie, Pariset fut nommé secrétaire perpétuel. Ce fut lui qui, dans la séance inaugurale, lut le discours d'ouverture, et jusqu'en décembre 1846, date où il prononça son dernier éloge, celui de Chevreul, tous les ans il célébra devant l'Académie rassemblée les mérites d'un de ses membres défunts. Pariset est donc l'auteur de vingt-trois éloges académiques sans compter les discours prononcés, au nom de l'Académie, sur la tombe de neuf de ses collègues, sans compter non plus les discours prononcés lors de l'inauguration des statues d'Ambroise Paré, de Broussais et de Bichat

Aussi bien que Vicq d'Azyr, Pariset prenait ses fonctions au sérieux, et mieux que lui encore il saisissait la trompette de la Renommée pour tâcher de faire connaître aux quatre coins du monde les qualités immenses, les talents incommensurables, les vertus colossales d'un Beauchêne, d'un Bourru, d'un Huzard ou d'un Lodibert.

Mieux que personne au monde Pariset s'entendait à répandre les parfums les plus exquis sur la tombe de ses regrettés collègues. L'oliban, le benjoin, et tous les aromates brûlaient à qui mieux mieux, et l'ombre du médecin pleuré disparaissait et s'évanouissait, discrètement cachée au milieu des nuages odorants qui se dégageaient et sortaient très épais de cette riche et inépuisable cassolette que Pariset avait gardée de son ancien apprentissage de parfumeur (1).

(1) Voir dans les *Causeries du Lundi* de Sainte-Beuve, t. I, p. 411,

Et malgré tout, la phrase de Pariset est merveilleusement rhythmée, franche d'allures, marchant d'une façon superbe, brillante, bien parée, chargée de vrais bijoux.

Aussi Dubois (d'Amiens), qui le remplaça en qualité de secrétaire perpétuel, n'avait-il pas assez de flatteuses paroles pour son prédécesseur lorsqu'il prononça son éloge.

Bien plus, trois ans après, lorsqu'il publiait, sous le titre pompeux d'*Histoire des membres de l'Académie royale de médecine*, le recueil des éloges lus par Pariset, Dubois (d'Amiens) lui décernait en même temps qu'à Vicq d'Azyr l'épithète collective d'inimitables.

Il n'en fut plus de même en 1864, lorsqu'il fit paraître à son tour, et sans vouloir attendre qu'un de ses successeurs eût le mérite de lui rendre le même service qu'il avait rendu à Ant. Louis et à Pariset, et qu'il se proposait de rendre à Vicq d'Azyr, lorsqu'il fit paraître, dis-je, lui-même le recueil des éloges qu'il avait prononcés (1). En effet, dans l'introduction qu'il a mise à son propre recueil, voici comment il juge la manière dont Pariset avait compris sa mission d'historiographe des membres de l'Académie :

« Ses confrères n'allaient pas être jugés, comme le voulait Cuvier, par leurs pairs et devant leurs pairs, ils allaient être loués et toujours loués ; M. Pariset allait rentrer dans les errements de Vicq d'Azyr ; mais avec infiniment plus de talent et d'éclat ; écrivain de premier ordre, orateur entraînant, plein d'âme, de chaleur et de sensibilité, M. Pariset était doué des qualités les plus aimables et les plus séduisantes ; son talent littéraire était incomparable ; mais je ne

---

une note justificative de cette phrase. Pariset était au demeurant le meilleur cœur du monde. Pauvre, inconnu, Pariset protégé par Riouffe « qui lui procura, dit encore Sainte-Beuve (p. 398), une place de précepteur dans une maison riche, fut si reconnaissant de ces marques d'affection qu'il épousa la mère de madame Riouffe, ne voulant plus avoir d'autre famille que celle de son ami. » Epouser la belle-mère de son ami ! Voilà jusqu'où peut aller la reconnaissance d'un galant homme.

(1) A cette date de 1864, son siège était fait. Dubois (d'Amiens) cessa de faire des éloges. Il en avait publié deux volumes ; cela lui suffisait, et il n'osa pas en entamer un troisième, craignant peut-être de le laisser à mi-chemin.

crois pas offenser sa mémoire en disant qu'il manquait absolument de ce qu'on pourrait appeler le sens scientifique ; plus un fait était extraordinaire, plus il était bizarre, incroyable, plus il séduisait ce charmant esprit ; aussi s'empressait-il de l'accueillir et de le raconter sans jamais se permettre de le juger, encore moins se serait-il permis de juger les hommes.

« La louange tombait de sa plume en larges et belles périodes, mais dispensée sans mesure et sans choix dans sa forme éclatante.

« Sa prose facile, abondante et poétique, jetait sur tous ceux dont il avait à parler comme une riche draperie qui les couvrait admirablement, mais sous laquelle rien de personnel ne venait s'accuser ; je dirais volontiers qu'il avait dans le cœur cette banale

...... et vaste complaisance
Qui ne fait du mérite aucune différence.

On comprend maintenant pourquoi, succédant à ce brillant orateur, j'ai essayé, à mes risques et périls, de marcher dans d'autres voies. »

Et, en effet, dans la plupart de ses éloges, qui sont toujours sous sa plume des œuvres on ne peut plus consciencieuses, c'est Antoine Louis que Dubois (d'Amiens) a cherché à imiter, et dont il s'est efforcé de suivre les traces : *Proximus, sed longo intervallo.*

Dubois (d'Amiens) a été autre chose qu'un excellent secrétaire perpétuel ; il a publié un bon *Traité de pathologie générale,* il a fait une *Histoire philosophique de l'hypochondrie et de l'hystérie;* Dubois (d'Amiens) est aussi l'auteur d'un bon *Traité des études médicales,* dans lequel on dirait qu'il ambitionne d'être le Rollin de la médecine.

C'était de plus un érudit; et quand il eut clos volontairement la série de ses éloges, il y suppléait à l'Académie par la lecture de quelques recherches historiques, un jour sur le suicide de Jean-Jacques Rousseau, un autre jour sur le meurtre de Jules César, etc.

Dubois nous servira donc de transition toute naturelle pour passer aux médecins érudits.

IV

Les Médecins érudits

.... Vos exemplaria græca
Nocturnâ versate manu, versate diurnâ.
(Horat. ad Pison. v. 268-269.)

Du temps que l'exercice de la médecine n'était pas aussi absorbant qu'aujourd'hui et laissait de nombreux loisirs aux praticiens, la plupart des médecins tournaient aisément à l'érudition, et cela se faisait avec d'autant plus de facilité qu'ils n'écrivaient et parfois ne parlaient qu'en latin; cet usage, à vrai dire, rendait possible et à un très haut degré la diffusion, et je dirais mieux encore (si je ne craignais de faire un barbarisme en employant un mot de dix pieds de long) l'*internationalisation* de la science.

Tant que la langue latine resta la langue des savants, les médecins pouvaient presque naturellement vivre dans la familiarité des classiques latins.

C'était, en effet, en grande partie parmi nos confrères du temps passé que se recrutaient les savants en *us*. Que mes lecteurs se rassurent, je ne remonterai ni jusqu'à Celse, ni jusqu'à l'école d'Alexandrie, pas même jusqu'aux Arabistes, pour essayer de prouver la véracité de mes allégations.

Qu'il me suffise de rappeler les noms des trois Danois Bartholin, du Hollandais Hermann Corringius qui passait pour le plus savant homme du dix-septième siècle, de Borrichius, un Danois encore (il se prénommait Olaüs) qui, outre de nombreux écrits médicaux, trouvait moyen de publier des travaux de linguistique (1); de Schulze (Jean-Henri), natif du duché de Magdebourg et qui fut nu-

---

(1) *Analecta ad cogitationes de lingua latina, cum appendice de lexicis latinis et græcis*. Hafnia, 1682, in-4°. — On voit que notre confrère, l'ancien collaborateur de la GAZETTE MÉDICALE, M. Guardia, n'est pas le premier médecin qui se soit occupé de grammaire latine et de philologie.

mismate, arabisant, helléniste, etc., en même temps que médecin. — Et Boerhaave, et Camper, de Leyde, et Haller et tant d'autres?

Ai-je le droit d'oublier Jérôme Cardan parmi ces étoiles de première grandeur dans l'érudition (1) et à la fois dans l'art médical (2); et Scaliger, le fougueux adversaire de Cardan, et Charles Spon, qui publia les œuvres complètes de l'étrange astrologue, de ce même Cardan, aussi bien que son fils Jacques Spon, plus connu des antiquaires que des médecins (3)? Ne dois-je pas aussi une mention à Conrad Amman (1675-1750), de Schaffouse, qui, à Amsterdam, faisait parler les sourds-muets de naissance, ce qui ne l'empêcha pas de publier une bonne édition de *Cœlius Aurelianus* (Amsterdam, 1709)?

Je laisserai de côté Guy Patin, déjà nommé, lequel ne jurait que par Saumaise, Heinsius, etc., Guy Patin, fortement nourri des lettres anciennes, quoiqu'il ait regretté modestement en maint passage de sa correspondance de n'avoir pas assez étudié le grec.

Que d'autres encore, dont le siècle dernier fut rempli, qui feraient bonne figure parmi les médecins érudits, et dont je suis obligé de me détourner !

Aujourd'hui, nous pouvons le dire, si le nombre en est diminué, ils ont en général une plus grande valeur. *Non numerantur sed ponderantur*.

Les uns, il est vrai, n'ont fait de l'érudition qu'à leurs moments

---

(1) On doit à Cardan des commentaires sur les Pronostics d'Hippocrate et sur ceux de Galien; des commentaires sur les livres d'Hippocrate relatifs aux accouchements prématurés; sur le *Traité de l'air, des eaux et des lieux*, Bâle, in-folio, 1570; des commentaires sur le livre des aliments d'Hippocrate, etc., etc.

(2) On sait que Cardan s'occupa aussi beaucoup d'astrologie et passe pour avoir prédit le jour de sa mort. Les mauvaises langues ajoutaient même que pour ne pas se donner un démenti, il aida la mort à venir en se laissant mourir de faim.

(3) Par ses *Recherches d'antiquités et curiosités de la ville de Lyon*, 1673, in-8; par ses *Miscellanea eruditæ antiquitatis*, Lyon, 1685, in folio; par son *Histoire de Genève;* et surtout par ses *Recherches curieuses d'antiquités*.

perdus; mais beaucoup ont consacré presque exclusivement leur vie aux recherches archéologiques, philologiques, etc. Ils ont passé leur temps à fouiller les bibliothèques, à compulser les auteurs anciens ou exotiques, à recenser des textes, en un mot à remuer la poussière des vieux papiers.

Mais, à mesure que les sciences médicales ont étendu leur domaine, le besoin s'est fait sentir de nous spécialiser pour ainsi dire dans un certain ordre de connaissances. Et si quelques médecins privilégiés ont gardé, au milieu de leurs occupations professionnelles, du goût pour l'érudition, ils ne peuvent guère satisfaire cette soif de savoir que d'une manière en quelque sorte passive, se tenant au courant des recherches nouvelles, lisant les traductions, sans qu'il leur soit en général permis de participer activement et directement à ce mouvement de révision historique qui sera l'un des traits les plus saillants du dix-neuvième siècle.

L'érudition médicale est donc à son tour devenue une spécialité, et c'est dans les bibliothèques des Facultés, des Académies et des Sociétés médicales que l'on trouverait aujourd'hui presque tous les bibliographes, les traducteurs, les commentateurs et les historiens de la médecine. De là donc deux classes de médecins érudits : les érudits de profession et les érudits amateurs.

Parlons d'abord des bibliothécaires et en premier lieu arrêtons-nous un instant à ce chercheur infatigable, à ce bénédictin patient et souvent nomade, qui ne craignait pas de parcourir les principales bibliothèques d'Europe pour vérifier un texte, comparer les divers manuscrits d'un même auteur, feuilleter les pages d'un livre inconnu (1) : tout le monde a nommé Charles Daremberg. Chose bizarre, ce nom de Daremberg qu'il a illustré, ce n'est qu'en 1865 qu'il fut légalement autorisé à le porter (2).

Bibliothécaire de l'Académie de médecine dès l'année 1841, il passait en 1849 à la bibliothèque Mazarine et il y resta attaché jus-

(1) Quelle joie, lorsque, le docteur Henschel ayant découvert un *Herbarius* en 35 traités d'origine salernitaine, il était donné à Daremberg d'aller examiner le précieux manuscrit ! Vite un rapport au ministre de l'instruction publique.

(2) Si nous en croyons le *Dictionnaire des contemporains*, de Vapereau, 5e édition.

qu'à sa mort. En 1848, Daremberg fit au Collège de France un cours sur l'histoire et la littérature des sciences médicales, et en 1864 on créa définitivement pour lui au Collège de France une chaire d'histoire de la médecine, qu'il occupa avec le titre de *chargé de cours*.

C'est là que furent professées les leçons dont il a composé son *Histoire des sciences médicales*, parue au mois de février 1870. Cette histoire fut publiée un peu à la hâte, et lui servit de principal titre de candidature à la chaire d'Histoire qui venait d'être créée à la Faculté de médecine.

On n'a pas oublié que cette chaire fut fondée grâce à la libéralité posthume d'un donateur généreux, mais bizarre. Car aux termes du testament, c'était un de nos plus sympathiques chirurgiens des hôpitaux, le docteur Cusco, qui devait être le premier titulaire de la chaire d'histoire de la médecine. Mais le professeur désigné refusa spirituellement les honneurs qu'on lui léguait, et déclina toute candidature avec la clairvoyance d'un inventeur d'ophthalmoscope, avec la pénétration d'un homme qui a su perfectionner le spéculum.

Daremberg eut la chaire : il ne l'occupa pas longtemps. Daremberg mourut à Mesnil-sous-Bois, le 24 octobre 1872, à l'âge de 55 ans. Il était né à Dijon, le 14 avril 1817.

Voilà donc une vie qui tout entière a été vouée à l'érudition médicale la plus sérieuse et la plus consciencieuse. En 1841, Daremberg intitulait sa thèse inaugurale : *Exposition des connaissances de Galien* (1) *sur l'anatomie, la physiologie et la pathologie du système nerveux.*

Depuis, que de mémoires, que de travaux, que de volumes ayan tous pour sujet unique la médecine érudite ! Tantôt de l'histoire (2) tantôt des documents perdus et retrouvés, tantôt des traductions d'Hippocrate, d'Oribase (3), de Philostrate, de Rufus d'Ephèse, de

(1) Par une singulière *coquille*, le *Dictionnaire encyclopédique* de Dechambre a écrit Calvin (article Daremberg).

(2) *La médecine dans Homère.— Etat de la médecine entre Homère et Hippocrate.— Recherches sur l'état de la médecine durant la période primitive de l'histoire des Indous*, etc.

(3) Oribase a été traduit en collaboration avec le docteur Busse-

Galien; d'autres fois des révisions de texte (Celse, École de Salerne, etc.); mais toujours de l'érudition appliquée à la médecine, et quelle érudition gigantesque, monumentale, cyclopéenne, écrasante. Ecrasante est peut-être bien le mot juste ; car, nous devons le reconnaître, quels que soient les services éminents que Daremberg ait rendus à la médecine historique, sa manière d'écrire n'a rien d'entraînant. C'est presque de la littérature allemande. Et cependant Daremberg fut longtemps rédacteur scientifique du JOURNAL DES DÉBATS. Assurément il devait plutôt cet honneur (1) à la sincérité des sentiments amicaux qui l'unissaient à MM. Bertin et S. de Sacy qu'à l'éclat et à la pureté de sa prose.

Son style est lourd, embrouillé, lâche, parfois incorrect; partout sa phrase est entortillée, marche péniblement.

L'abonné du journal de la rue des Prêtres St-Germain-l'Auxerrois devait protester contre le régime qu'on lui imposait les jours où on lui servait du Daremberg. Car cela était bien ce que Sainte-Beuve appelait (2) du *blanc-manger* littéraire, pour le moins inco-

---

maker et la traduction de Rufus a été terminée l'an dernier par M. Ch. Emile Ruelle, de la bibliothèque Sainte-Geneviève.

(1) Honneur dont il était très fier, et il l'a manifesté dans un style dont il a emporté le secret avec lui. « C'est un événement dans la vie, dit-il dans l'introduction qu'il a mise en tête du Recueil des articles parus dans le Journal, et nn événemeut des plus heureux, que d'être compté au nombre des rédacteurs du JOURNAL DES DÉBATS; ce n'est pas seulement un honneur, c'est un avantage littéraire inappréciable. Il n'y a pas, en effet, d'exercice plus salutaire que les efforts auxquels on doit se livrer journellement pour ne pas trop rebuter des lecteurs curieux, mais pressés, et qui demandent aux journaux, en matière d'érudition et de science, des résultats et non pas des discussions. » Ferai-je remarquer combien est irrégulière cette façon de s'exprimer. Voilà d'abord un étrange *événement,* s'il y a événement; cela rappellerait presque le sabre qui fut le plus beau jour de la vie de M. Joseph Prud'homme. Puis cet événement devient un honneur, puis un avantage littéraire, et le fait d'écrire dans les DÉBATS forme le point de départ d'une phrase qui caractérise le vulgarisateur scientifique. (*La médecine, Histoire et Doctrines,* 1865, intr. p. XXIV.)

(2) En faisant charitablement allusion à la prose de quelques académiciens ses confrères, dans une de ces notes, sorte de flèches du Parthe, qu'il lançait parfois à la fin de ses volumes.

lore et sans saveur. Mais, au fait, tout le monde ne peut être un Hippolyte Rigaud, un Prévost-Paradol, un Taine, un John Lemoinne, etc.

Je m'aperçois d'ailleurs que mes critiques sont fort déplacées. Personne a-t-il jamais songé à choisir un livre d'érudition pour se distraire et lire du bon français? Tout le monde sait bien que l'érudition représente toujours l'idée d'une chose ennuyeuse. Plus on est érudit, plus on est ennuyeux ; et la réciproque doit être vraie, puisque certains érudits, qui cependant pourraient se faire lire, n'osent pas s'aventurer à lancer un livre sans le lester d'un peu d'opium.

Quoi qu'il en soit, la vie de Daremberg a été on ne peut mieux remplie.

Ne peut-on pas se demander comment il s'est fait que l'Académie des inscriptions et belles-lettres ne lui ait pas dès longtemps ouvert ses portes? Il y aurait si bien occupé sa place. Il est vrai que Daremberg est mort relativement jeune. Mais, j'en suis sûr, bien des membres de cette section de l'Institut doivent dire ce que l'Académie française est censée avoir dit à la mort de Molière :

Nous manquions à sa gloire, il manquait à la nôtre.

Daremberg n'est pas tout entier dans ses publications. Il a laissé après lui une bibliothèque des plus précieuses et qui constitue aujourd'hui une des principales richesses de la bibliothèque de l'Académie de médecine. Il a aussi laissé bon nombre de manuscrits et nous les savons en de très bonnes mains.

Daremberg a un digne fils qui est aussi notre confrère.

En ce qui concerne l'histoire des épidémies, Daremberg a légué, je crois, les nombreux documents qu'il avait rassemblés à l'éminent et vénéré Alphonse Corradi, autrefois professeur à Palerme, aujourd'hui à Pavie, et l'auteur d'une très belle étude sur *les maladies épidémiques en Italie*. Tous les trésors recueillis dans une existence si laborieuse ne seront donc pas perdus pour la science.

Daremberg était l'ami, le correspondant, le visiteur de tous les médecins, trop rares en Europe, qui comme lui consacrent leurs jours à l'érudition médicale.

Et Henri Hæser, professeur de pathologie générale et d'histoire de la médecine à Breslau, l'auteur d'un *manuel d'histoire de la médecine et des maladies épidémiques*, et Hirsch, de Berlin, l'auteur d'une *Pathologie historique et géographique*, et M. Greenhill, et M. Littré, et M. Dureau et M. de Renzi, etc., etc.

Je devrais m'occuper maintenant de Dezeimeris, mort au mois de décembre 1852, qui fut bibliothécaire adjoint à la Faculté de Paris. Dezeimeris, bon helléniste, fondateur avec M. Littré du journal l'*Expérience*, auteur d'un bon *dictionnaire historique de la médecine* (1), aurait fort dignement, au jugement de bien des gens, occupé une chaire d'histoire de la médecine. Mais nous retrouverons Dezeimeris parmi les politiques, car il fut représentant du peuple, et parmi les médecins agriculteurs.

Parlerai-je des contemporains qui ont été bibliothécaires, de MM. Dechambre, Raige-Delorme, Guardia, A. Ollivier, Beaugrand, ou de ceux qui le sont encore, de MM. Chereau, Corlieu, Hahn, L.-H. Petit, Thomas pour la Faculté, de MM. René Briau et Dureau pour l'Académie ?

Le terrain est brûlant, et d'ailleurs ces noms sont trop connus. Tous les chercheurs, tous les médecins studieux connaissent les hommes; je n'ai pas besoin de rappeler leurs travaux.

Il y a d'ailleurs bien des genres d'érudition, et nous sommes obligés de séparer les médecins érudits en diverses catégories : celle des traducteurs, annotateurs, commentateurs ; celle des bibliographes; puis celle des critiques et des historiens qui peuvent former une branche à part. Occupons-nous d'abord des principaux traducteurs et commentateurs.

Nous l'avons déjà dit, nous ne remonterons pas aux Arabes, nous

(1) Ce dictionnaire fut commencé en collaboration avec Ollivier D'Angers et M. Raige-Delorme, et poursuivi par Dezeimeris seul. Je dois dire qu'à partir du deuxième volume cet ouvrage est devenu un dictionnaire exclusivement biographique, et que bien des articles concernant l'histoire des doctrines ou l'histoire des diverses branches des sciences médico-chirurgicales n'ont pas été faits, bien qu'ayant été annoncés et promis.

contentant de rappeler que c'est par leur intermédiaire que nous sont parvenues tout d'abord les œuvres de la plupart des médecins grecs, aussi bien des médecins de l'Ecole d'Alexandrie que des autres. Qu'il suffise de nommer Rhazès, Ali-Abbas, Avicenne, Averrhoës, Albucasis, et le juif Maimonides ou Mousa-ben-Maimoun, philosophe thalmudiste, théologien aussi bien que médecin (1). —Les Arabes, surtout ceux d'Espagne, eurent en effet au moyen âge une influence médicale incontestable. C'est même aux Arabes que beaucoup d'auteurs attribuent l'origine de l'Ecole de Salerne. Et leur influence se continuait encore au commencement du dix-septième siècle, car Fabrice d'Aquapendente a pu, vers la fin de sa vie (il est mort en 1619), écrire les lignes suivantes : « Celse chez les Latins, Paul d'Egine chez les Grecs, Albucasis chez les Arabes constituent un triumvirat auquel je reconnais avoir les plus grandes obligations. »

Jadis le besoin des traductions ne se faisait sentir que lorsqu'il s'agissait des auteurs grecs ou des auteurs arabes, puisque tout le monde savant comprenait et écrivait le latin. Lorsque Anuce Foës ou Foësius (2) de Metz (1528-1595) voulut interpréter Hippocrate, c'est en latin qu'il le traduisit. Et sa traduction est restée classique. En 1784, Charles Lorry, se faisant l'éditeur des *Aphorismes* d'Hippocrate, empruntait la traduction latine d'Almeloveen. Et c'est encore en latin que Haller publiait les œuvres des *Princes* de la médecine.

Il faut presque arriver au dix-huitième siècle pour voir commencer, d'une manière suivie, la série des traductions en français tant des auteurs grecs que des auteurs latins.

En 1754, Henri Ninnin donnait une traduction en français de Celse, traduction assez mauvaise, quoique restée célèbre, probablement parce qu'elle était la première, et qu'elle resta long-

---

(1) On doit au docteur Rabbinowicz une traduction du *Traité de Maimonides sur les Poisons.* Thèse inaugurale, Paris 1865.

(2) La Faculté de Paris possède depuis 1810 le buste en albâtre de Foësius, fait d'après nature.

temps sans rivale. Ce fut seulement en 1821 que le libraire Delalain reproduisit à peu près la traduction de Ninnin, en ayant recours au texte latin de la première édition de Léonard Targa, ce qui a amené de singulières discordances. L'édition de Delalain avait été confiée aux soins d'un médecin qui n'a signé que de son initiale L..... Trois ans plus tard paraissait une traduction nouvelle, d'ailleurs souvent inexacte, signée à la fois par le professeur Fouquier et par le docteur Ratier, les mêmes qui l'année précédente avaient publié à part le texte latin de Celse d'après la recension de Targa, ainsi qu'ils en conviennent dans leur préface latine. Il n'y avait pas grand progrès. Mais en 1846 le docteur Charles des Etangs publia, dans la collection des auteurs latins de la librairie Didot (collection Nisard), une traduction de Celse très convenable, soigneusement annotée, et généralement estimée pour son exactitude.

Enfin plus récemment, en 1876, le docteur Védrènes a fait paraitre une nouvelle traduction du *Cicéron des médecins*; le professeur Broca en a signé la préface.

Les traductions françaises d'Hippocrate sont aujourd'hui aussi nombreuses sinon plus que celles de Celse. Gardeil et de Coray l'ont traduit d'après le texte de Foësius.

Puis est venu le chevalier de Mercy. Dans une série de volumes coquets sur lesquels il s'intitule pensionnaire du roi, docteur en médecine de la Faculté de Paris, professeur de médecine grecque, et membre de plusieurs Sociétés savantes, le chevalier de Mercy a traduit l'œuvre à peu près complète d'Hippocrate d'après le texte grec qu'il donne d'ailleurs en regard de sa traduction. Chacun de ces volumes est accompagné de longues dissertations sur les manuscrits, d'analyses détaillées des divers traités, de notes et de commentaires.

Pariset lui-même n'a-t-il pas traduit les *Aphorismes* (1) et plus tard les *pronostics* et les *prorrhétiques* (2)? N'est-il pas encore l'auteur de la notice sur Hippocrate insérée dans le *Dictionnaire de la Conversation*?

(1) Troisième édition, 1830.

(2) 1817. 2 vol.

Hippocrate tenta aussi Daremberg, qui nous a donné, dans deux éditions successives, une traduction des œuvres choisies du père de la médecine. Mais Daremberg a mieux soigné Galien, Oribase et Rufus d'Ephèse.

C'est donc à M. Littré que nous devons un Hippocrate complet et sans reproche. A M. Littré encore nous devons une traduction (1) de l'*Histoire naturelle* de Pline l'ancien, de cette vaste encyclopédie que Guy Patin appelait *la bibliothèque du pauvre*.

M. Réné Briau nous a donné le texte et une excellente traduction de la *Chirurgie de Paul d'Egine*, en même temps qu'il poursuivait ses études intéressantes, qui ont pour objet, les unes l'*Assistance publique chez les Romains*, d'autres *la taille dans Hippocrate*, ou bien *Le service de santé militaire chez les Romains*, ou encore *La médecine des anciens Indiens*.

M. Guardia nous avait promis une traduction de Cœlius Aurelianus, précédée de l'histoire du méthodisme; mais nous craignons qu'il n'ait oublié sa promesse, bien que nous désirions vivement de la lui voir tenir.

Parlerai je des médecins qui ont traduit les auteurs plus modernes? de Lucien Corvisart, traducteur des aphorismes de Stoll; de Jault, traducteur de Sydenham; de Destouet et Désormeaux, traduisant Morgagni; de Bayle, traduisant Joseph Frank; du docteur Boucher, nous donnant en français l'*Accroissement de la médecine pratique* de Baglivi; de Paul-Emile Chauffard, mettant à notre portée les Instituts de médecine pratique de Borsieri, et les faisant précéder d'une introduction magistrale, quoique un peu obscure, sur *le génie antique et l'idée moderne en médecine*? Et pourquoi négligerait-on de parler de ces élégantes traductions que M. Alfred Fournier nous a données des anciens syphiliographes, du beau poëme de Fracastor, de Jean de Béthencourt (2), de Jacques de Vigo (3), et pourquoi ne rappellerait-on pas que M. Charles Richet nous traduisait récemment Guillaume Harvey?

---

(1) Qui fait partie de la collection Nisard.

(2) *Nouveau carême de pénitence*

(3) Jacques de Vigo, *Le mal français*.

Mais alors je devrais aussi une mention à ceux qui ont fait passer en notre langue les œuvres des étrangers, nos contemporains : à Jourdan, avec son immense bagage de traductions de l'allemand ; à Chassaignac, qui traduisit Astley Cooper, en collaboration avec M. Richelot; au même M. Richelot qui a traduit à lui seul Hunter; aux frères Darin, et à MM. Culmann et Sengel, et à M. Lucien Papillaud qui, sous le pseudonyme d'Henri Almés, a familiarisé le public médical avec tant d'auteurs espagnols et portugais, etc., etc.

Mais nous devons nous borner. Nous allons dire un mot des bibliographes de la médecine.

Et d'abord, de Pierre Michon, qui, sous le nom de l'abbé Bourdelot, a joui au dix-septième siècle d'une grande réputation (1610-1685), à ce point que, sur l'invitation de Saumaise, Christine de Suède, malade, le fit venir auprès d'elle.

Bourdelot était fils d'un chirurgien de Sens, et, par sa mère, neveu à la mode de Bretagne d'un des plus célèbres adeptes de la Réforme, Théodore de Bèze. Ses oncles, Jean Bourdelot, maître des requêtes de Marie de Médicis, et Edme Bourdelot, médecin de Louis XIII, le firent venir à Paris et le protégèrent si bien, en l'obligeant à prendre leur nom, qu'il fut attaché, en qualité de médecin, au prince de Condé bien avant d'être docteur. Il n'eut ce grade qu'en 1642, et la même année fut nommé médecin du roi. Ce fut Christine de Suède qui obtint pour lui les bénéfices de l'abbaye de Macé. Le pape Urbain VIII ne lui donna les dispenses nécessaires que sous la condition expresse d'exercer la médecine gratuitement; ce qu'il exécuta ponctuellement. Bourdelot mourut par suite de la légèreté d'un de ses domestiques qui avait laissé tomber un morceau d'opium dans « le pot de roses muscates dont il se servait ordinairement pour se purger ». Pendant vingt-quatre heures il resta dans un tel assoupissement qu'en voulant le réchauffer, on le brûla avec une bassinoire au talon : « la gangrène s'y mit et il en mourut ». Depuis plus de vingt ans il travaillait à un immense ouvrage, à une espèce de catalogue de tous les livres de médecine imprimés, avec une notice sur les auteurs et une critique de leurs écrits. Ce manuscrit, qui devait former trois volumes in-folio, passa dans la bibliothèque du roi. J'ignore ce qu'il est devenu.

Je ne dois pas oublier de rappeler ici les belles bibliographies de Haller, qui, sous le nom de *Bibliothèque médicale*, de *Bibliothèque chirurgicale*, etc., renferment un résumé des travaux dont notre science a été l'objet, ni surtout le grand ouvrage de Ploucquet.

Le Wurtembergeois Guillaume-Godefroy Ploucquet (1744-1814), docteur et professeur de l'Université de Tubingue, a publié un immense Répertoire bibliographique de médecine pratique, en 14 volumes in-4°, où, malgré les erreurs inséparables d'une pareille entreprise, les chercheurs trouvent beaucoup à glaner. Ploucquet n'a pas fait que cela, et parmi ses nombreux travaux, nous ne saurions oublier qu'il s'est occupé de la docimasie pulmonaire ; il a fait ressortir que, chez un enfant qui a respiré, la proportion entre le poids des poumons, où la présence de l'air a dû attirer du sang en activant la circulation, et le poids total du corps, doit être différente de celle que l'on constate chez un mort-né.

Depuis Ploucquet (1), on a eu les ouvrages de Reuss, de A.-C.-P. Callisen et la bibliothèque médico-chirurgicale d'Enslin; aujourd'hui nous avons le catalogue dressé par M. A. Pauly, pour la bibliothèque nationale; mais prochainement le docteur Dureau nous donnera une bibliographie médicale beaucoup plus complète, bibliographie dès longtemps préparée et dont la première partie, qui va jusqu'en 1500, ne tardera pas à paraître.

Enfin je rappellerai le gigantesque répertoire qui nous vient du Nouveau Monde et qui, sous le titre d'*Index medicus*, signale jusqu'aux moindres articles de journaux.

J'arrive aux médecins que l'on pourrait appeler les érudits amateurs. Nous comprendrons ici, en élaguant tous ceux qui ont pour ainsi dire localisé leur érudition à une des spécialités auxquelles nous consacrerons un chapitre, les médecins qui, au milieu de leurs occupations journalières, ont trouvé le temps de produire quelques études historiques ou littéraires.

---

(1) Il n'est pas sans intérêt de rappeler que, pendant près de trente ans, de 1795 à 1823, la Faculté de médecine a possédé une chaire de *bibliographie médicale*. Cette chaire fut successivement occupée par Pierre Sue et Moreau (de la Sarthe) qui, tous les deux, furent aussi bibliothécaires de la Faculté.

Je nommerai donc et Lélut pour ses deux intéressantes études sur le *Démon de Socrate* et sur *L'amulette de Pascal ;* et Pétrequin (de Lyon) pour ses recherches sur le *Satyricon* de Pétrone et pour ses *Vues nouvelles sur la chirurgie d'Hippocrate* (1); et le docteur Richard (de Nancy) pour son *Commentaire physiologique sur la personne d'Horace* (2).

M. Imbert-Gourbeyre, professeur de matière médicale à l'Ecole de médecine de Clermont-Ferrand, ne mérite-t-il pas lui aussi par plusieurs études historico-médicales, une place dans notre galerie? Quoique un peu teinté d'homœopathie (3), M. Imbert est l'auteur de bons travaux sur la *contracture des extrémités*, *sur l'albuminurie puerpérale*, et de plus il a publié un mémoire fort curieux, intitulé : *La mort de Socrate par la ciguë*, d'après des recherches *botaniques*, *philologiques*, *historiques*, *physiologiques* et *thérapeutiques* sur cette plante. M. Imbert-Gourbeyre conclut que « l'illustre philosophe est mort par notre ciguë moderne et rien que par la ciguë », p. 159 (4).

M. Imbert Gourbeyre est encore l'auteur de deux volumes sur les *stigmatisées*. Le premier est consacré à l'histoire de Louise Lateau, de Bois d'Haine, ce cas singulier qui a eu le privilège d'être mis à l'ordre du jour de l'Académie royale de médecine de Belgique et de fournir des sujets d'études tant à M. Hubert Boëns qu'à M. Bourneville, à M. Warlomont, au professeur Lefebvre, de Louvain, et même à Virchow.

Le deuxième volume s'occupe d'une autre stigmatisée, Palma Doria, que le professeur de la capitale de l'Auvergne appelle « la femme la plus extraordinaire de notre époque » (5). En bon croyant,

---

(1) Anvers, 1864.

(2) Lyon et Paris 1863. (V. sur ce travail un article de M. Guardia dans la GAZETTE MÉDICALE de 1863, p. 201.)

(3) Je dis un peu teinté, car M. Imbert Gourbeyre, rédacteur de l'ART MÉDICAL, n'est pas, si j'en crois des renseignements vraisemblables, un adepte exclusif de la doctrine hahnemanienne.

(4) J.-B. Baillère et fils, éditeurs. In-8, Paris 1876.

(5) P. 3. *Les stigmatisées*, II. Palma Doria, in-12, Paris. Palmé, 1873.

M. Imbert ne cherche pas à expliquer la stigmatisation ; bien au contraire, il réfute consciencieusement tous les médecins ou autres savants qui ont cherché, dans des conditions pathologiques ou physiologiques spéciales, la cause de ce phénomène ; il conclut rondement au miracle. Et ce second volume se termine par une étude historique qui lui a coûté, nous dit-il, beaucoup de recherches et dans laquelle il reconstitue la liste de tous les stigmatisés depuis Saint-François d'Assise jusqu'à nos jours. M. Imbert-Gourbeyre nous donne la notice abrégée de 145 stigmatisés, non compris huit stigmatisées encore vivantes, à sa connaissance. L'auteur prend soin d'ailleurs d'ajouter ces lignes : « Je suis persuadé, pour plusieurs raisons, que le nombre des stigmatisées vivantes est encore plus considérable. » (1).

Sans nous dire pourquoi la série ne commence qu'à Saint-François, M. Imbert-Gourbeyre fait ressortir que depuis le Séraphin d'Assise, « les stigmatisés semblent former une chaîne ininterrompue. On pourrait presque le démontrer mathématiquement, nous dit-il. Les vides qui paraissent exister au siècle dernier se combleront probablement peu à peu par de nouvelles productions (2) historiques. » (p. 312.)

Encore un peu, nous entendrions M. Imbert s'écrier :

Et quel temps fut jamais plus fertile en miracles !

Car ce n'est vraiment pas à dose homœopathique qu'il nous les sert.

Mais tout cela n'est pas de mon ressort. Revenons à notre sujet.

Au nombre des plus remarquables travaux d'érudition, je ne saurais oublier les études d'un célèbre médecin auriste, fort regretté, quoiqu'il ait laissé après lui un héritier qui suit fort dignement les traces de son père : c'est de Prosper Ménière qu'il s'agit (3). Ses

---

(1) On remarquera que, quand M. Imbert-Gourbeyre parle de notre temps, il met *stigmatisée* au féminin.

(2) Le texte de M. Imbert-Gourbeyre porte bien *productions* Je transcris servilement.

(3) Ces furent les lecteurs de la GAZETTE MÉDICALE, eux qui eurent

Etudes médicales sur les poètes latins, son *Cicéron médecin*, ses *Recherches médico-littéraires sur les lettres de Mme de Sévigné*, ont amplement montré que Ménière, en devenant spécialiste, était resté un excellent humaniste. (Ménière est mort en 1862.)

Que d'autres noms encore j'aurais à signaler parmi les médecins érudits ! Le docteur Bouley, médecin de l'hôpital de Necker, mor-prématurément en 1868, frère de l'illustre professeur de pathologie comparée du Muséum, n'a presque rien produit, il est vrai ; à peine pourrions-nous dire qu'il a fait connaître à la France la *cavité prévésicale* de Retzius. Mais, comme l'a écrit fort justement l'un de ses élèves (1), « J. Bouley joignait à une immense érudition un sens critique très élevé. » Et, comme certains savants de la Renaissance, il semblait avoir embrassé la totalité des connaissances humaines.

Je passe aux travaux d'érudition extra-médicale.

N'a-t-on pas trop oublié que M. Woillez, l'auteur de ce *Dictionnaire de diagnostic médical* resté classique, l'inventeur du cyrtomètre et du spiromètre, a jadis publié un superbe travail intitulé : *Archéologie des monuments religieux de l'ancien Beauvaisis* ; c'est un beau volume in-folio, orné de 100 planches (1839-1849).

Le docteur Jean-François Payen, durant plus de trente ans, a accumulé sur Montaigne une immense quantité de documents. Il promettait toujours une édition nouvelle de Montaigne, un véritable monument (2) ; et Sainte-Beuve (3) en désirait si vivement l'exécu-

---

la primeur de la plupart de ses travaux d'érudit, et spécialement de ses feuilletons posthumes sur les consultations de Mme de Sévigné ?

(1) Le docteur Robbe. *Du choléra épidémique*, thèse de Paris, 1871, p. 8. Dans cette thèse, on nous promettait que M. Constantin Paul publierait un grand travail de pathologie générale, dont Bouley avait accumulé dès longtemps les matériaux. Nous serions heureux de voir M. Paul exécuter cette promesse.

(2) Le docteur Payen s'est contenté de publier quelques brochures concernant quelque point spécial de la vie de son auteur favori. Payen serait aussi, m'assure-t-on, l'un des auteurs de la *Scatologie*..

(3) Voir dans sa Correspondance les lettres à M. Reinhold Dezeimeris (de Bordeaux).

tion, qu'il a fini par taxer de manie Payen qui ramassait, collectionnait, entassait, se gonflait et ne produisait pas. C'est que Payen était avant tout un collectionneur, et il ne se contentait pas de réunir toutes les éditions de Montaigne. A sa mort, en 1870, il put léguer en effet à la Société de chirurgie une véritable bibliothèque de livres relatifs à la lithotomie, un vrai musée représentant, par des instruments, toutes les phases historiques de l'opération de la taille, et une superbe collection de calculs de toutes dimensions, de toutes formes, de toute nature, bien qu'ayant un même lieu de provenance : la vessie humaine.

Un autre médecin érudit, et des plus fantaisistes parmi les érudits, était Desbarreaux-Bernard, qui fut professeur à l'école de médecine de Toulouse, et qui est mort, il y a quelques mois, à l'âge de 82 ans. Il a laissé une merveilleuse bibliothèque, et si je voulais parler de ce médecin artiste, qui fut poëte à ses heures, et les heures de poésie sonnèrent pour lui bien souvent, il me suffirait d'avoir recours à la notice nécrologique, sortie de la plume de notre spirituel et toujours jeune confrère, qui, sous le masque du docteur Simplice, sème, depuis plus de trente ans, une fois par semaine, et toujours à pleines mains, de l'esprit en général très français et quelquefois gaulois dans les plates-bandes de l'*Union médicale*.

Mais si Desbarreaux-Bernard est mort, d'autres le remplacent... *Uno avulso, non deficit alter.*

N'avons-nous pas vu, le mois dernier, le docteur Nivelet, de Commercy, entrer en conquérant dans la place forte de l'érudition, armé de son petit volume sur *Molière* et *Guy Patin*? Hier encore le professeur Laboulbène ne nous a-t-il pas guidés, s'y promenant comme en pays conquis, à travers l'histoire du journalisme médical ?

La race des érudits n'est donc pas éteinte ; et dans ces bois touffus, dans ces taillis épais où se complaisent et se cachent les documents chers à l'érudition, il reste encore bien des lauriers à couper, bien des fleurs à cueillir, bien des fruits à récolter.

V

Les Historiens.

Historia quocumque modo scripta delectat.
Pline le *Jeune* (lib. V, épist. VIII.)

Le nombre est considérable des médecins qui se sont laissé séduire par la muse de l'histoire; mais c'est moins l'histoire générale des révolutions politiques des nations qui a tenté la plume de nos confrères que la narration des découvertes spéciales aux sciences médicales ou l'étude des progrès de notre art. La plupart des médecins historiens sont en effet des historiens de la médecine. Les uns ont voulu exposer l'ensemble de l'histoire des sciences médicales; d'autres, plus modestes, n'ont embrassé que certaines périodes ou n'ont considéré l'histoire de la médecine que dans un seul pays, et d'autres encore ont raconté seulement les progrès d'une des branches de la science de la vie. Enfin, il en est qui ont été plutôt biographes qu'historiens, et nous en ferons une section à part.

Je ne signalerai que les plus heureux parmi les amants assidus de Clio et les plus connus; car s'il fallait remonter à Denys d'Ephèse, qui le premier dressa une liste des médecins, à Hermippe, qui écrivit sur les médecins célèbres et à Soranus, auteur d'une histoire biographique des médecins dont il ne nous est resté ainsi que des deux précédents historiens que de très courts fragments, nous n'en finirions pas.

A peine mentionnerai-je l'Arabe Ibn-Abi-Oseibia qui s'est occupé des médecins grecs, indiens et arabes, et chez lequel, au dire de Daremberg, « l'imagination orientale remplace absolument la critique historique ».

Je préfère d'un bond arriver à Jean Bernier (de Blois), un érudit celui-là, un lettré et presque un fantaisiste, puisque au milieu des occupations de la clientèle il trouvait le temps de publier un travail des plus curieux sur Rabelais. Le titre de ce livre vaut à lui seul un long poème. Voyez plutôt : *Jugements et nouvelles observations sur les œuvres grecques, latines, toscanes et françaises de maître François Rabelais, docteur en médecine, ou le véritable Rabelais réformé, avec la carte du Chinonois, les médailles de Rabelais, celles de l'auteur et celles du médecin de Chaudray auquel cet ouvrage est dédié par un médecin, son contemporain et son admirateur.* (Paris, 1697, in-12.)

Ce titre fait rêver. Et l'on se demande où Bernier a pu *observer* les œuvres grecques ou toscanes du désopilant curé de Meudon.

Mais Bernier avait fait mieux, car, outre une histoire de Blois, sa ville natale, il nous a laissé le premier un essai vraiment intéressant sur l'histoire de la médecine (1). Comme on doit s'y attendre, les inexactitudes y fourmillent, mais les recherches originales y abondent également, et les traits satiriques que l'auteur lance à tort et à travers sur tel ou tel de ses confrères de son temps relèvent un peu la monotonie du texte. Bernier était un mécontent, très jaloux et partant très hargneux. La pauvreté dans laquelle il vécut excuse ou du moins explique son humeur trop chagrine.

Chose remarquable ! C'est l'histoire pour ainsi dire légendaire de la médecine, celle qui précède Hippocrate ou s'étend jusqu'à Galien qui a inspiré le plus d'historiens. Et cela se comprend quand on réfléchit aux immenses proportions que les Daniel Leclerc (de Genève), les Schulze (de Magdebourg), les Goulin (de Reims), se proposaient de donner à l'histoire de notre art. Le plus souvent la mort venait interrompre l'ouvrier avant que l'œuvre fut terminée.

Daniel Leclerc, tout en restant praticien, a écrit une assez bonne histoire de la médecine depuis Hippocrate jusqu'à Galien inclusivement. Bien plus, dans un appendice, il a esquissé les vicissitudes et les progrès des sciences médicales jusqu'à Paracelse.

---

(1) *Essai de médecine où il est traité de l'histoire de la médecine et des médecins, du devoir des médecins à l'égard des malades, et de celui des malades à l'égard des médecins ; de l'utilité des remèdes et de l'abus qu'on en peut faire.* Paris 1689, in-4. Bernier publia en 1691 un supplément au livre des *Essais de médecine*. Et en 1695, il en parut une deuxième édition, intitulée : *Histoire chronologique de la médecine et des médecins.*

L'anglais Freind, dans son *History of physick*, a beaucoup copié, bien qu'il l'ait souvent critiqué, et très vivement, son devancier Leclerc, dont il s'est fait aussi le continuateur très sommaire depuis Oribase jusqu'au quatorzième siècle.

Quant à Schulze (1687–1745), il commence son histoire avant le déluge et la poursuit dans une première partie jusqu'à Hippocrate. Sur ces périodes lointaines qui ne sont pas même de la légende et dont, suivant le mot du poète, que les ruines même ont péri (1), il n'a pu faire d'ailleurs qu'un tissu de conjectures. Schulze, dans sa seconde partie, arrive jusque vers l'an 149 avant Jésus-Christ, année correspondant à peu près à l'introduction de la médecine à Rome.

Kurt-Polycarpe-Joachim Sprengel (1766-1833) est plus complet. Il est arrivé jusqu'à Haller. Des historiens de la médecine, Sprengel fut le premier, et il est, croyons-nous, resté le seul « qui ait tenté de présenter pour chaque époque, le tableau des efforts de l'esprit humain dans ses recherches sur la médecine au milieu d'une esquisse du mouvement général qui l'emportait à la poursuite de toutes les autres sciences ». (Dezeimeris.)

Mais tandis que Dezeimeris lui en fait un titre de gloire, d'autres, et en particulier Daremberg, reprochent au contraire à Sprengel d'avoir cherché à réunir, par des liens factices, l'histoire de la civilisation et celle des sciences en général. Les événements de l'histoire politique ou de l'histoire de la philosophie ne peuvent être, en effet, qu'un terme de comparaison parfois instructif, sans doute, mais toujours secondaire.

Avant son *Essai d'une histoire pragmatique de la médecine* (6 vol. in-8, 1821-1848), Sprengel avait publié une *Histoire de la chirurgie* (1815-1819) en 2 volumes et une *Histoire de la botanique* (1807-1808), également en 2 volumes in-8.

Si l'on ajoute à ce gros dossier ses mémoires antérieurs sur l'*Histoire de la médecine* (1794-1796) en trois volumes in-8, l'on conviendra aisément qu'il est des gens prédestinés à écrire l'histoire. Et l'on sera moins étonné quand on saura que le professeur de médecine de Halle était le neveu de Mathieu-Chrétien Sprengel, le fameux professeur d'histoire de la même ville, et l'auteur célè-

(1) .... *Etiam periere ruinæ*. (Lucain, *Pharsale*, liv. IX.)

bre de l'*Histoire des découvertes géographiques*, des *Révolutions de l'Inde au dernier siècle*, etc.

Ackermann, en 1792, publia un très bon résumé historique qui arrive jusqu'à Paracelse. C'est un des meilleurs livres qui aient été publiés sur cette question et des plus appréciés.

Mais de tous les historiens de la médecine, celui qui avait entrepris l'ouvrage le plus monumental est assurément Jean Goulin, né à Reims en 1728. Goulin occupa la chaire d'histoire de la médecine, à la Faculté de Paris, depuis 1795 jusqu'en 1799, et pendant trois années il fit son cours avec un tel zèle, que son manuscrit forme 5 volumes in-folio. Et il s'arrête avant Galien, quoique notre auteur ait daigné ne pas remonter au-delà du déluge. Que serait-ce s'il avait terminé cette œuvre de Titan, dont on peut dire avec Ovide qu'elle était trop en disproportion avec les ressources du sujet... *Materiam superabat opus?*

Ces cinq volumes manuscrits sont précieusement conservés dans la bibliothèque de la ville de Reims, où ils semblent destinés à rester ensevelis; car, si l'on en croit Daremberg, qui avait parcouru cette accumulation indigeste de matériaux mal cousus ou complètement décousus, c'est moins une histoire qu'une suite de dissertations interminables agrémentée d'une série de digressions sur les points les plus étrangers au sujet traité. Goulin a d'ailleurs énormément abusé de l'imprimerie. Il est l'auteur des travaux les plus divers, même d'un dictionnaire de la langue française.

Tandis que Goulin enseignait d'une façon si diffuse l'histoire de la médecine à la Faculté de Paris, la chaire de littérature grecque du Collège de France était occupée par un médecin des plus érudits, Bosquillon. Né à Montdidier en 1744, Bosquillon, quoique médecin de l'Hôtel-Dieu de Paris, n'en fit pas moins un cours très remarqué sur les auteurs grecs. Les médecins surtout l'attiraient; et ses leçons sur Hippocrate ainsi que ses travaux sur Oribase seraient encore bons à consulter. Il mérite d'être cité ici parce que, dans le discours préliminaire qui précède sa traduction de Cullen (*Éléments de médecine pratique*, Paris, 1785, in-8°), il traça une véritable histoire abrégée de la médecine. Bosquillon est mort en 1816.

D'un autre côté, Étienne Tourtelle, professeur à Strasbourg après l'avoir été à l'Université supprimée de Besançon, rédigeait une *Histoire philosophique de la médecine*, qui fut publiée trois ans après sa mort, par son fils, (1804, 2 vol. in-8°).

Il nous faut arriver jusqu'à Andral pour retrouver à la Faculté de Paris un cours sur l'histoire de la médecine. De 1852 à 1854 le professeur Andral étudia dans sa chaire de pathologie générale l'histoire de la période grecque de la médecine (1). Dans ces leçons, Andral montra que sous le clinicien éminent se cachait un érudit dans le meilleur sens du mot; et depuis, combien de fois n'a-t-on pas regretté que l'homme qui possédait de si brillantes aptitudes pour écrire l'histoire se soit arrêté si tôt dans une œuvre qu'il était capable de conduire à très bonne fin!

Rappellerai-je maintenant qu'à l'École Pratique, le docteur Bouchut a fait un cours libre (2), sur l'ensemble de l'histoire des sciences médicales?

Que d'autres qui ont tenté d'écrire cette histoire, depuis l'Italien Scudéri (1794), les Allemands Kieser (1817), Hecker (1822), Chouant (1822), Windischmann (1824), Leupold (1825) et Damerow 1828), depuis les Anglais Hamilton (1831) et Bostock (1835), et les Français Oustalet (1835) et Kuenholtz, de Montpellier (1837), en passant par Quitzmann et Friedlaender (1838), Heusinger, Kruegar et Isensee (1840), Hirschel et Haeser (1845), Manfre (1844) et Puccinotti (1850), jusqu'à Wunderlich (1859), Meryon (1861) et Wise (1867) (3).

Accordons une courte mention à quelques français.

Le docteur P.-V. Renouard, mort récemment (janvier 1880) à Savenay, dans la Loire-Inférieure, où il vivait retiré depuis longtemps, avait tenté, en 1846, d'écrire, au point de vue des doctrines empiriques, une *Histoire de la médecine depuis son origine jusqu'au*

---

(1) Ces leçons, qui n'ont malheureusement pas été réunies en volume, furent rédigées par M. Tartivel, qui les publia dans l'Union médicale.

(2) *Histoire de la médecine et des doctrines médicales*. In-8°. Paris, 1864.

(3) On trouvera une appréciation concise des travaux de la plupart de ces historiens dans l'*Histoire des sciences médicales* de Daremberg, p. 42 et suiv.

dix-neuvième siècle (1). Cet ouvrage a été pour ainsi dire complété ultérieurement par une série de *Lettres philosophiques et historiques sur la médecine au dix-neuvième siècle* (2).

Le docteur Edouard Auber a aussi donné, en 1853, un résumé de l'histoire de la médecine, dans son *Traité de la science médicale.*

Le docteur Guardia, dans son volume de *Miscellanées,* qui a pour titre : *La médecine à travers les siècles,* a touché à bien des questions historiques, et le plus souvent de main de maître.

Le docteur F. Frédault a publié, sous le titre d'*Histoire de la médecine,* une série d'études sur nos traditions (3). M. Frédault est l'un des rédacteurs de l'*Art médical,* cette école d'homœopathie mitigée, dont le promoteur fut un homme de haute valeur, Jean-Paul Tessier, jadis médecin de l'hôpital Beaujon et qui avait fait de bons travaux sur la phlébite.

J'en passe évidemment et je me contente de rappeler ici les deux volumes de Daremberg, avant d'arriver à dire quelques mots de ceux qui ont restreint leurs études à l'histoire médicale d'un peuple ou d'un pays.

Je citerai en premier lieu A. Hernandez Morejon (1773-1836) qui, en 7 volumes, a fait une excellente histoire bibliographique de la médecine en Espagne (4). Morejon est encore l'auteur d'un travail très intéressant, que M. Guardia a traduit en français (Paris, 1858, in-8) et intitulé : *Etudes médico-psychologiques sur l'histoire de Don Quichotte.* — Chinchilla a fait aussi une *Histoire de la médecine espagnole* (1846).

M. Salvatore de Renzi a publié une *Histoire de la médecine en Italie* (5 vol. in-8° 1845-1848), que l'on serait heureux de voir traduire en français.

S. Houdart a consacré deux volumes à l'histoire de la médecine chez les Grecs. L'un sur l'histoire de la médecine grecque depuis

(1) 2 vol. in 8°. Paris, 1846.

(2) Parues d'abord dans l'UNION MÉDICALE et réunies en volume in-8°. 3e édition, Paris, 1861.

(3) Paris, 1870-1873, 2 vol. in-8°.

(4) Voir sur Morejon, le volume de M. Guardia, *La médecine à travers les siècles,* p. 376-382.

Esculape jusqu'à Hippocrate exclusivement (Paris, 1856), l'autre intitulé : *Etudes historiques et critiques sur la vie et la doctrine d'Hippocrate* (2ᵉ édition, 1810).

M. L. Leclerc s'est occupé et s'occupe encore spécialement de la médecine chez les Arabes (1).

Le docteur Perron a fait un livre sur *La médecine du prophète*. Seligmann (de Vienne), a fait de curieuses études sur la médecine chez les Persans (1830-1833). Le docteur Liétard a traité de la médecine indoue (Strasbourg, 1858), le docteur Rabbinowicz, de la médecine des Hébreux, d'après le Thalmud (Paris, 1880), et M. Durand-Fardel, à la suite de M. Dabry de Thiersant, nous a initiés à la médecine chez les Chinois. Le professeur Corradi a publié une *Histoire des épidémies en Italie*. Enfin M Jules Rochard a récemment consacré un volume à la chirurgie française au dix-neuvième siècle.

D'autres médecins, et en plus grand nombre, ont utilisé leurs loisirs à nous raconter les annales de l'une des branches de la médecine.

Osiander (1759-1822), à la suite de Sandifort, et comme P. Sue et Schweighauser, a fait l'histoire de l'art des accouchements sans préjudice d'une immense quantité d'œuvres originales (2)

Portal (1742-1832), qui succéda à Ferrein, dans la chaire de médecine du Collège de France où il fut le prédécesseur de Magendie et de Claude Bernard, Portal qui occupa aussi au Muséum du jardin du Roi la chaire d'anatomie laissée vacante par la mort d'Antoine Petit, Portal, dis-je, en même temps qu'il publiait ses innombrables travaux d'anatomie pathologique ou de médecine, en même temps qu'il suffisait à satisfaire une clientèle des plus étendues et des plus exigeantes (3), a trouvé le temps d'écrire une vaste histoire de l'anatomie et de la chirurgie. (En 6 vol. in-8°. Paris, 1770.)

Après Portal, le chirurgien Pierre Lassus (1741-1807), qui de-

---

(1) V. les feuilletons de la GAZETTE MÉDICALE (années 1870, 1871, 1873, 1874, 1875 et 1876).

(2) Le docteur Widal s'occupait naguère des accouchements chez les anciens hébreux. (V. GAZ. HEBD., 1877, n° 21).

(3) V. la brochure de M. Bonnet de Malherbe, parue dans l'UNION MÉDICALE (juin 1877) sous le titre : *Un médecin d'autrefois*.

vait professer pendant un temps bien court l'histoire de la médecine, lors de la création des écoles de santé, publia en 1783 un *Essai ou discours historique et critique sur les découvertes faites en anatomie par les anciens et les modernes.*

A côté de Lassus, un autre chirurgien, François Dujardin (1738-1775), mort trop jeune, avait commencé de publier une grande *Histoire de la chirurgie depuis son origine jusqu'à nos jours.* Le premier volume venait de paraître (1774) lorsque la mort surprit ce bénédictin laïque, déjà membre de l'Académie des curieux de la nature. Mais il laissait en manuscrit des matériaux qui devaient être utilisés.

Bernard Peyrilhe (1735-1804), en effet, publia en 1800 le second volume de l'*Histoire de la chirurgie,* et continua ce beau travail. Peyrilhe, né à Perpignan, était, depuis 1794, professeur de matière médicale à l'Ecole de médecine de Paris. Etoile double de la médecine à plus d'un titre, puisque ce chirurgien historien a laissé un très bon tableau méthodique en deux volumes d'un cours d'histoire naturelle (1), Peyrilhe s'était fait remarquer de bonne heure par son érudition et par son goût pour l'ancienne littérature médicale. On pourrait presque dire de Peyrilhe et de son *Histoire de la chirurgie* quelque chose d'analogue à ce que Voltaire avait dit à propos de l'Esprit des lois de Montesquieu. Peyrilhe, en effet, avait recherché et réuni les titres de noblesse de la chirurgie. Et parmi les chirurgiens de nos jours, ne s'en trouverait-il pas un nombre suffisant pour se cotiser et produire au grand jour de la publicité le 3e volume de cette belle histoire restée en manuscrit, et qui fut pendant longtemps la propriété de Dubois? Il ne serait pas difficile de le retrouver (2), et l'on rendrait un véritable service à la science chirurgicale et à l'histoire en publiant cette œuvre si vantée, quoique si peu connue.

A la suite de Richerand qui, en 1825, publiait une *Histoire des*

(1) Nouvelle édition. Paris, 1804.

(2) M. Dureau a bien voulu me renseigner à ce sujet. — C'est dans la bibliothèque de l'Académie de Médecine que se trouve le manuscrit de Peyrilhe, dont la valeur semble d'ailleurs avoir été surfaite.

progrès récents de la chirurgie(1), nous mentionnerons l'ouvrage de ce brillant professeur de Montpellier, natif de Carthagène, Risueno d'Amador, qui, en 1838, publia une *Etude sur l'influence de l'anatomie pathologique sur la médecine depuis Morgagni jusqu'à nos jours*(2). Puis, nous sommes obligés d'arriver à Malgaigne (1806-1865) pour retrouver un chirurgien épris de l'histoire de l'art qu'il exerce. Et, bien qu'il n'ait pas donné au public cette histoire de l'art chirurgical qu'il avait projetée, Malgaigne, par son édition des *Œuvres d'Ambroise Paré* et surtout par la belle introduction qu'il y a mise sur l'*Origine et les progrès de la chirurgie en Occident, du sixième au quatorzième siècle*, par ses *Etudes chirurgicales sur la Bible*, par ses *Lettres sur l'histoire de la chirurgie* (GAZETTE DES HÔPITAUX, 1842-1843), et aussi par son cours de l'Ecole pratique (1841) que son éloquence facile rendait si attrayant, Malgaigne, ce mordant, caustique et pénétrant jouteur, mérite dans cette galerie une place des plus brillantes.

Mais je m'aperçois que je m'oublie au milieu de chirurgiens trop séduisants, et que je recommence presque une besogne déjà très bien faite. M. Verneuil, en effet, n'a-t-il pas, en ouvrant la série de ces conférences historiques qui marquèrent le décanat de Tardieu, en 1865, esquissé magistralement l'histoire des *chirurgiens érudits*? Et que pourrais-je ajouter à ce que ce connaisseur par excellence nous a enseigné on ne peut plus éloquemment? Sa parole pleine d'onction caresse encore notre oreille, si bien qu'en relisant ces pages d'un esprit si fin, si entraînant, si convaincu, si persuasif, nous croyons entendre toujours le conférencier, nous disant : « Peut-être sur ces bancs sont assis, à cette heure, plusieurs érudits futurs. Mais, à défaut des types parfaits, rappelez-vous

---

(1) Ce volume, dédié au comte Frochot, ancien préfet de la Seine, renferme plutôt l'exposé d'opérations nouvelles ou de nouveaux procédés que l'histoire de la chirurgie.

(2) Risueno d'Amador avait été assez heureux pour partager le prix avec Dezeimeris, dans le concours ouvert en 1829 devant l'Académie de médecine, concours qui décerna aux lauréats la bibliothèque de Moreau (de la Sarthe).

qu'il y a de la place pour tout le monde. Que celui-ci traduise, que celui-là compile, que le troisième soit copiste, ou critique, ou commentateur, peu importe ; apportez votre vendange et versez-la dans le vaste pressoir : rien ne sera perdu, et les grands hommes ne manqueront pas dans l'avenir pour soutirer l'esprit (1). »

Le professeur Corradi n'a étudié que les maladies épidémiques de l'Italie, et Henri Haeser, de Breslau, a confondu dans un même manuel l'histoire de la médecine et celle des maladies épidémiques.

Avant eux, Saillant, de Paris, mort en 1814, avait publié un *tableau historique et raisonné des épidémies catarrhales* (grippe) depuis 1510 jusqu'en 1780, et en collaboration avec de Jussieu, Paulet et l'abbé Teissier, il avait fait pour la Société Royale de médecine des recherches sur le Feu Saint-Antoine (1776).

C'est Ozanam, de Lyon, qui, le premier, dans un ouvrage resté classique (2), a tracé une histoire médicale, générale et particulière des maladies épidémiques contagieuses et épizootiques qui ont régné en Europe depuis les temps les plus reculés jusqu'à nos jours.

Ensuite un professeur de la Faculté de Montpellier, M. Charles Anglada, a publié ses belles *Études sur les maladies éteintes et les maladies nouvelles pour servir à l'histoire des évolutions séculaires de la pathologie* (3).

Plus près de nous encore, d'autres écrivains se sont occupés d'écrire l'histoire rétrospective d'épidémies isolées. Ainsi, le docteur Ch. Eloy nous a donné la relation de quelques épidémies du quinzième siècle (4), et le docteur Henri Bourru retraçait derniè-

---

(1) *Conférences historiques.* Première conférence, par Verneuil. Paris. 1 vol. in-8°, 1866, p. 32.

(2) Deuxième édition, 1835. Paris et Lyon. 4 vol. in-8° : Jacques-Antoine-Frédéric Ozanam (1772-1836), était d'origine italienne. Reçu docteur à Pavie en 1809, il vint à Lyon lors de la chute de l'empire. En 1829, il publia un mémoire pour servir à l'histoire du christianisme à Lyon.

(3) Paris. In-8°, 1869.

(4) *Le Tac ou Horion, la Dando, la Bosse, la Variole* (1403-1445). Paris, in-8. — M. Ch. Eloy s'est aussi occupé d'une autre

rement l'histoire des *Epidémies qui régnèrent à Rochefort en 1694* (1).

Le professeur Rosenbaum a fait, dans deux bons mémoires que Daremberg a traduits, l'histoire des maladies de la peau et celle de la syphilis dans l'antiquité (2).

Et Bordeu ! ne doit-il pas être cité ici pour ses belles *Recherches sur quelques points d'histoire de la médecine*, publiées en 1761 à propos de l'arrêt du Parlement de Paris concernant l'inoculation ? Bordeu, l'un des meilleurs écrivains de notre langue médicale, qui, par ses données nouvelles sur la sensibilité, sur les fonctions des glandes, sur les muqueuses, sur les maladies chroniques, etc., a été le vrai précurseur de Bichat.

Avant d'en finir avec les historiens des spécialités, je signalerai, pour sa belle *Histoire de l'obstétrique*, Edouard-Joseph-Jacob Siebold (1801-1861), mort professeur à Gœttingue, où il a illustré, pour la troisième fois dans l'art des accouchements, un nom déjà plusieurs autres fois illustré par des membres de sa famille dans diverses branches de la médecine.

Enfin, tout récemment, le docteur Édouard Fournié, dans un livre intitulé : *Application des sciences à la médecine*, a touché aussi à l'histoire ; car ce livre comprend deux parties bien distinctes : l'une historique et l'autre descriptive. Celle-ci est consacrée à l'exposition des applications de la physique, de la chimie et de l'histoire naturelle à la médecine contemporaine, tandis que la première section, sous prétexte de montrer l'influence des découvertes anatomiques et physiologiques sur l'art de guérir, contient un véritable abrégé de l'ensemble de l'histoire des sciences médicales (3).

---

question historique dans son *Episode de l'histoire de l'anesthésie chirurgicale au dix-septième siècle* (médecins et chirurgiens au temps de Guy Patin).

(1) Paris, in-8, 1882.

(2) *Histoire et critique des doctrines des maladies de la peau* (1816) ; *Histoire de la syphilis dans l'antiquité* (1846).

(3) Que d'omissions presque forcées dans cette liste d'historiens spécialisés de la médecine! Et le docteur Sémelaigne, qui avait commencé, en 1869, la publication d'études historiques sur l'aliéna-

Je passe aux rares médecins qui ont écrit de l'histoire étrangère à la médecine. Après avoir mentionné le nom d'Oswald Gabelchover (1539-1616) qui a été l'historien du Wurtemberg, franchissons deux siècles entiers et arrêtons-nous quelques instants devant Nicolas-Gabriel Clerc, qui fut le premier auteur d'une histoire complète de la Russie (1). Né en 1726 à Beaume-les-Dames, d'une famille essentiellement médicale de par un grand nombre de ses ancêtres, Clerc était à 31 ans premier médecin des armées du roi; il faisait en cette qualité les campagnes d'Allemagne, lorsque l'impératrice Elisabeth l'attira en Russie (1759).— Trois ans après il rentrait en France et était nommé médecin du duc d'Orléans. En 1769, il revint en Russie, et c'est durant ce second séjour, qui se prolongea huit ans, que Clerc recueillit, à l'instigation de Louis XV, les matériaux de sa grande histoire. Il composa même, à la demande de l'impératrice et pour servir à l'éducation du grand duc (qui fut depuis Paul Ier), une sorte de roman historique : *Yu le grand et Confucius* (2), histoire chinoise, écrite avec un certain charme. De retour en France, il se retirait bientôt après à Versailles, désabusé des intrigues de cour et des promesses des grands. C'est là qu'il vécut dans la retraite longtemps encore. Clerc mourut le 30 décembre 1798.

N'est-ce pas le moment de rappeler ici que l'un des grands poètes de l'Allemagne, Schiller (qui lui aussi fut chirurgien militaire) a

---

tion mentale dans l'antiquité ; et le docteur Lentz, qui a écrit l'histoire des progrès de la médecine mentale au XIXe siècle; et Marchand (Quelques Épidémies et endémies du moyen âge); et J. Michon (la grande peste de 1348); et Monteils (Histoire de la vaccination, 1874) et Sichel pour ses recherches curieuses sur plusieurs points de l'histoire de l'ophthalmologie, etc., etc.

(1) *Histoire physique, morale, civique et politique de la Russie ancienne et moderne*, 6 vol. in-4° et atlas in-folio. Paris, 1783-1794. — A cet ouvrage, le fils de Le Clerc (depuis 1778, Clerc ayant obtenu des lettres de noblesse avait allongé son nom), aurait un peu collaboré. Catherine II fût mécontente de la publication de cette histoire et en fit faire une longue réfutation par le général Bottin. Clerc est aussi l'auteur d'une histoire de Pierre III, empereur de Russie, in-8.

(2) In-4. Soissons, 1769.

écrit l'histoire de la Guerre de Trente ans, l'histoire de la Révolte des Pays-Bas, l'histoire des Troubles qui précédèrent en France le règne de Henri IV, etc.? Mais arrivons à Carlo Botta.

Né en 1766 dans le Piémont, à Saint-Georges, Charles-Joseph-Guillaume Botta, après avoir fait ses études médicales à Turin, fut jeté en prison pour s'être montré trop enthousiaste partisan des principes de la Révolution française. Sa captivité dura deux ans. En 1792 il passa en France et fut attaché comme chirurgien à l'armée des Alpes. Il fit ainsi plusieurs campagnes. C'est pendant un séjour à Corfou, qu'il entreprit l'histoire de cette île (2 vol. in-8°, 1799).

Nommé par Joubert membre du gouvernement provisoire du Piémont, il fut envoyé au Corps législatif en 1801, lorsque l'Italie septentrionale fut divisée en départements français. Elu représentant du département de la Doire, il resta député jusqu'en 1814, époque de nos désastres. La France avait adopté Botta « dans ses jours de puissance et de gloire, il voulut lui rester fidèle après ses malheurs, » a dit M. Charles Levavasseur, (dans sa notice sur Paul-Émile Botta). Il sollicita et obtint des lettres de naturalisation.

On le nomma recteur de l'Académie de Nancy; puis en 1817, il devint recteur de l'Académie de Rouen.

Ses ouvrages historiques sont nombreux et volumineux. Outre l'histoire de Corfou citée plus haut, outre une histoire de la Guerre de l'indépendance aux États-Unis (1809), outre un précis historique de la maison de Savoie, et une histoire des Peuples d'Italie (Paris, 1828), il s'est fait le continuateur élégant de la grande histoire de Guichardin, retraçant les événements dont sa patrie a été le théâtre depuis 1490 jusqu'à 1814.

Carlo Botta a cultivé aussi la poésie. Il est même l'auteur d'un grand poëme en 12 chants intitulé : *Il Camillo, o Vejo conquistato.*

Botta est mort à Paris en 1837, laissant un fils qui fut aussi médecin, et qui, par ses fouilles, durant son consulat à Mossoul, devait, en créant l'*Assyriologie* et en initiant le monde savant aux inscriptions cunéiformes, jeter un nouvel éclat sur un nom déjà avantageusement connu. Nous aurons d'ailleurs à revenir plus loin sur Paul-Émile Botta.

En 1796, naissait dans le pays Wallon, à Matagne la petite, qui faisait alors partie de la France, et qui maintenant appartient à la Belgique, Philippe-Joseph-Benjamin Buchez. D'abord employé d'octroi, Buchez utilisa ses loisirs à étudier la médecine ; mais entre temps il fit autre chose ; car on le vit sur les bancs de l'école groupant ses camarades et constituant de petites sociétés secrètes. Le 1er mai 1821, avec Bazard et Flottart, il fonda la *Charbonnerie française* sur le modèle et avec les statuts de la puissante société italienne qui venait de révolutionner le royaume de Naples et le Piémont.

Arrêté lors de l'affaire de Belfort, qui coûta la vie au général Berton à Poitiers, au colonel Caron à Strasbourg et aux quatre sergents de la Rochelle, Buchez fut absous par la cour d'assises de Colmar grâce à un partage égal des voix. Ce fut pour lui une belle occasion de reprendre ses études médicales. Il n'y manqua pas. Et avant même, croyons-nous, d'être reçu docteur, il publiait, en collaboration avec son ami Ulysse Trélat, un *Précis élémentaire d'hygiène* très remarquable pour l'époque (1825), et où se trouve entrevu le rôle que la médecine publique est appelée à jouer dans les sociétés civilisées. Buchez soutint sa thèse en 1825 sur les fièvres intermittentes (1). En 1827, il donnait dans le JOURNAL DES PROGRÈS une étude sur la Faculté de médecine de Paris depuis le XIIe siècle jusqu'à la fin du XVIIIe siècle.

Le saint-simonisme tenta bientôt Buchez, et le père Enfantin put le compter dès le début parmi les plus fidèles acolytes de la petite chapelle de Ménilmontant. Mais de sourdes dissidences l'écartèrent peu à peu du grand-prêtre, si bien qu'après 1830 nous le voyons se rapprocher des idées chrétiennes. Et, sans abjurer en rien les principes libéraux, progressistes et révolutionnaires qu'il avait jusque là professés et prêchés, il fondait l'école du néo-catholicisme.

Après avoir fait paraître, en 1833, une *Introduction à la science de l'histoire*, Buchez commença, l'année suivante, avec la collaboration d'un de ses disciples, Roux-Lavergne, qui depuis se fit prêtre, la publication d'une vaste *Histoire parlementaire de la Révolution française*, terminée en 1840. C'est moins une histoire

(1) *Considérations générales sur les fièvres intermittentes*. Thèse de Paris, numéro 59, 1825.

qu'une mauvaise compilation, en 46 volumes. Tout le mérite des deux auteurs a consisté à découper avec plus ou moins de tact et d'impartialité dans une collection du MONITEUR, le compte-rendu des séances de la Constituante et de la Convention.

Ils ont « ensuite cousu les uns aux autres (1) ces lambeaux de discussion au moyen de quelques phrases explicatives, destinées à tenir le lecteur au courant des événements survenus dans l'intervalle d'une séance à l'autre. Si, en raison même de la nature d'un pareil travail, ils ont dû être économes de leur prose, ils se sont amplement dédommagés d'un tel sacrifice en plaçant en tête de chaque volume une longue et ambitieuse préface. On devrait la croire destinée à élucider les événements ou les questions dont il va y être traité, tandis qu'elle ne contient le plus souvent que les idées particulières de MM. Buchez et Roux en matière de palingénésie sociale à opérer par leur néo-catholicisme, système politique et religieux se résumant dans la formule révolutionnaire : *Liberté, égalité, fraternité ou la mort*, avec l'invocation : « Au nom du Père, et du Fils, et du Saint-Esprit. Ainsi soit-il! » pour tout commentaire ».

Buchez ne négligeait pas pour cela la médecine, et lors de l'ouverture de l'École auxiliaire et progressive de médecine fondée par Alphonse Sanson et qui eut si peu de succès, il fit une série de leçons qui furent recueillies et publiées par Henry Belfield Lefèvre, M. D., rédacteur de l'EUROPÉEN. Je tiens à reproduire *in extenso* le titre de ce livre, parce que je ne l'ai vu mentionné dans aucune des biographies de Buchez qui ont passé sous mes yeux : *Introduction de l'étude des sciences médicales*, par J.-B. Buchez, D. M. P., auteur de l'*Histoire parlementaire de la Révolution française*, de l'*Introduction à la science de l'histoire*, ex-rédacteur en chef du JOURNAL DES PROGRÈS DES SCIENCES MÉDICALES, etc., etc., 1 vol. in-8 de 254 pages. — Paris, E. Eveillard et Cie, éditeurs, rue Serpente, 1838.

Élu député de Paris en 1848, puis président de l'Assemblée nationale, Buchez se retira de la politique après la journée du 15 mai 1848.

(1) D'après la notice, d'ailleurs assez malveillante, consacrée à Buchez par I. Bourdon dans le *Dictionnaire de la conversation*.

Il revint encore à la médecine, et publia divers articles dans le JOURNAL DES SCIENCES MÉDICALES. Après le coup d'État, il ne fut pas inquiété pour ses opinions que du reste il n'étalait pas.

En 1859, il se représente au public comme historien, par deux petits volumes (1) sur l'*Histoire de la formation de la nationalité française.*

Buchez est mort en 1865 à Rhodez durant un voyage d'agrément. Et c'est à deux de ses amis, le docteur Cerise et Ott, qu'est due la publication posthume de son *Traité de politique et de science sociale.*

De Buchez, on peut rapprocher, ne serait-ce qu'au point de vue des sociétés secrètes, Jean-Claude Bésuchet (de Sannois) qui, né à Boulogne-sur-Seine en 1790, fut chirurgien militaire jusqu'en 1810, puis entra dans la pratique civile, et publia, en 1829, sous le voile de l'anonyme, un précis historique de l'ordre de la franc-maçonnerie, suivi d'une biographie des membres les plus célèbres (2). Bésuchet est mort à Paris le 24 octobre 1867.

Je ne ferai que citer ici le nom de Joseph Salvador (1796-1873), reçu docteur à Montpellier en 1816, et qui, en 1828, publiait l'*Histoire des institutions de Moïse et du peuple hébreu.*

J'ai signalé dans le précédent chapitre le travail historique et archéologique du docteur Woillez. J'ai aussi parlé longuement de Daremberg, qui se présente encore sous ma plume pour ce grand *Dictionnaire historique des antiquités grecques et romaines,* dont la publication se continue sous la direction de M. Saglio et dans lequel le docteur Briau a fait récemment un article remarquable au mot *chirurgie.* Et pour finir, je mentionnerai seulement le nom du docteur Monfalcon, archéologue, traducteur et surtout historiographe de la ville de Lyon, le nom du docteur J.-A. Leroi (1797-1873), bibliothécaire et historien de la ville de Versailles, ainsi que les travaux du docteur Hoefer sur l'histoire des sciences mathématiques, physiques, chimiques et naturelles, me réservant de revenir bientôt sur ces polygraphes par excellence. (3)

---

(1) Faisant partie de la Bibliothèque utile.

(2) Paris, 1829, 2 vol. in 8.

(3) Que de lacunes encore l'on rencontrera dans ce chapitre des historiens, depuis W. Black (Esquisse d'une Histoire de la mé-

VI

Les médecins biographes

« On doit des égards aux vivants ;
on ne doit que la vérité aux morts. »
VOLTAIRE, préface d'*Œdipe*.
(Note ajoutée à l'édition de 1719.)

Il est difficile qu'un historien puisse complètement séparer de l'exposé des progrès de la science certains détails biographiques sur les hommes qui ont le plus contribué à ces progrès ; et cela est si vrai que les premiers historiens médicaux ne furent guère que des biographes, depuis Hermippe et Soranus jusqu'à Bernier, de Blois, en passant par Pierre Castellanus (Chatelain ou Duchatel), professeur à Louvain (1585-1632) pour son livre (1) sur les plus illustre médecins (2).

Sous le titre de DICTIONNAIRE HISTORIQUE DE LA MÉDECINE, Nicolas-François-Joseph Eloy a fait surtout des biographies, rangées par ordre alphabétique.

Né à Mons en 1714, Eloy étudia la médecine à la Faculté de Louvain, puis il vint, pour se perfectionner, passer une année à

---

decine, qui a été traduite en français par Coray, 1798), jusqu'à M. J. Bouillet, qui nous donnait hier à peine un Précis d'histoire de la médecine (1883) ; depuis J. Amoreux, pour son Essai historique et littéraire sur la médecine des Arabes (Montpellier, 1805), jusqu'à Louis Choulant (de Dresde), l'auteur de tant de travaux historiques (BIBLIOTHECA MEDICA-HISTORICA, 1841) !

(1) *Vitæ illustrium medicorum qui toto orbe, ad hæc usque tempora floruerunt, authore Petro Castellano*, in-18, Anvers, 1618.

(2) Des biographes on pourrait rapprocher les secrétaires perpétuels d'Académie qui dans leurs éloges font souvent et surtout la biographie en même temps que le paranymphe des membres défunts.

Paris. De retour à Mons, il publia, en 1773, un cours élémentaire d'accouchements d'après Levret.

C'est en 1755 qu'Eloy avait donné la première édition de son Dictionnaire (en 2 vol. in-8o). Mais, en 1778, cet ouvrage célèbre et qui est encore beaucoup consulté revit le jour à peu près refondu (en 4 vol. in-4o).

Eloy mourut en 1788. Il était resté pendant cinquante ans le médecin pensionnaire de sa ville natale et le médecin conseiller du duc Charles de Lorraine.

Je ne ferai que mentionner ici, car c'est un ouvrage trop impersonnel, la *Biographie médicale* de Panckoucke, que le célèbre imprimeur du *Moniteur* publia sous la Restauration, à la suite et comme complément de son *Grand Dictionnaire des sciences médicales* en 60 volumes. Disons seulement que la biographie des anatomistes est due à Bégin, la biographie des médecins allemands à Jourdan, et que Desgenettes y a collaboré pour un certain nombre d'articles, parmi lesquels je ne saurais m'empêcher de citer ceux consacrés à Scaliger, à Rabelais, à Perrault, à Quesnay, etc.

Ce fut encore un véritable Dictionnaire biographique que *Dezeimeris* fit paraître sous le titre de DICTIONNAIRE HISTORIQUE DE LA MÉDECINE.

Pendant que paraissait l'ouvrage de Dezeimeris (1828-1839), Bayle (Antoine-Jessé) publiait une encyclopédie des sciences médicales, dans laquelle les œuvres des princes de la médecine figurent presque au complet.

Pour couronner ce monument, Bayle voulut faire une biographie médicale. Il s'adjoignit Thillaye ; et de cette collaboration sortit, en 1840, un ouvrage en deux volumes, qui est moins une œuvre originale qu'une compilation d'après Daniel Leclerc, Eloy, et Dezeimeris.

Mais au lieu d'adopter, comme les deux derniers, l'ordre alphabétique pour leurs biographies, Bayle et Thillaye ont suivi l'ordre chronologique.

Bayle mérite d'ailleurs mieux qu'une simple mention. Professeur agrégé de la Faculté de Paris, il était le neveu de l'illustre auteur des *Recherches sur la phthisie pulmonaire*. Né, comme son oncle, dans le département des Basses-Alpes, au Vernet, en 1799, le jeune

Bayle vint à Paris en 1815 pour y étudier la médecine, et c'est à l'asile d'aliénés de Charenton qu'il recueillit les matériaux de sa thèse inaugurale, qui « fixa d'une manière définitive les caractères anatomiques et symptomatologiques de la paralysie générale progressive des aliénés » (1).

Un petit manuel d'anatomie resté longtemps classique, des thèses d'agrégation sur le *Traitement de l'herpès et de la dartre* et sur les *Dégénérescences des organes;* de nombreux mémoires, tant sur les maladies du cerveau que sur bien d'autres questions de pathologie, témoignent hautement de l'activité intellectuelle de Bayle. Un an avant sa mort (1857), il terminait la publication d'un travail d'ensemble sur la *pathologie médicale,* écrit dans l'esprit du *vitalisme hippocratique* (2).

La Biographie médicale de Bayle est restée, jusqu'à nos jours, le dernier ouvrage où l'on puisse lire la vie de nos plus glorieux ancêtres. Dans quelques années, cependant, alors que le DICTIONNAIRE ENCYCLOPÉDIQUE DES SCIENCES MÉDICALES, dont M. Dechambre dirige la publication depuis bientôt dix-sept ans, sera arrivé à son terme, le monde médical trouvera épars dans les nombreux volumes qui constitueront cette vaste encyclopédie les éléments d'un dictionnaire biographique plus complet qu'aucun de ceux qui l'ont précédé.

Et cependant on pourrait y signaler beaucoup d'omissions (3), des erreurs, et un grand nombre de renseignements inexacts ou incomplets.

---

(1) *Beaugrand,* DICTIONNAIRE ENCYCLOPÉDIQUE DE DECHAMBRE, article *Bayle.*

(2) Deux volumes in-8. Paris, Germer-Baillière.

(3) Il me suffira, dans cette vaste galerie du dictionnaire de Dechambre, de regretter l'absence : 1o de César Cremonini, auteur d'un curieux traité *de Calido innato* ; 2o des deux Botta, père et fils. Nous avons déjà parlé du père au chapitre des médecins historiens; le fils, l'orientaliste, aura son tour ; 3o de Laurent, un membre de l'Académie de médecine, l'auteur d'une *Vie de Percy,* et dont il sera bientôt question; 4o de W. Black, auteur d'une esquisse de l'histoire de la médecine, etc., etc.

Mais dans une œuvre aussi gigantesque peut-on se plaindre qu'une des sections les moins importantes soit passible de quelques reproches, lorsque les ouvrages spéciaux prêtent le flanc à tant de critiques ?

D'ailleurs les reproches ne s'adressent à personne en particulier, puisqu'il s'agit d'une œuvre éminemment collective. En effet, pour ne parler que de la partie historique et biographique, si l'on parcourt les cinquante-deux volumes parus au moment où j'écris, on voit que les articles biographiques sont signés des noms les plus autorisés.

Charles Daremberg et Greenhill pour la médecine ancienne, L. Leclerc pour la médecine arabe, Beaugrand, Chereau, Dechambre, Henri Montanier, mort trop jeune, et d'autres encore, pour la France ; Dureau, Hahn, etc., pour l'étranger : voilà quels sont les principaux signataires des biographies du DICTIONNAIRE ENCYCLOPÉDIQUE.

— A côté des auteurs de biographie générale pour la médecine, il en est d'autres qui se sont spécialement occupés des médecins d'un seul pays, témoin le Finlandais Sacklen (1763-1851), qui, après avoir été médecin militaire, se mit à écrire une histoire très estimée de la médecine suédoise, en trois volumes in-8o (1822-1824). Témoin encore l'Anglais William-Tyler *Smith* (1815-1873), biographe et journaliste (1), le docteur Richond des Brus (1797-1856), ce broussaisien inspecteur des eaux de Néris, qui a publié en 1833 une biographie des médecins de la Haute-Loire, et tout récemment le docteur E. Delthil, qui s'est occupé des célébrités médicales du Blésois (2).

Mais il est des médecins qui ont fait mieux en composant des biographies plus générales encore. Nous laisserons de côté en ce moment le docteur Dupiney de Vorepierre qui, outre son DICTIONNAIRE GÉNÉRAL DE LA LANGUE FRANÇAISE, a publié un DICTION-

---

(1) Voir le Dictionnaire de Dechambre.

(2) Paris, in-8o. *Causerie sur le médecin à différentes époques ; De la Renaissance de la médecine dans le Blésois et Recherches sur ses célébrités médicales.*

NAIRE DE BIOGRAPHIE ET DE GÉOGRAPHIE. Nous le retrouverons bientôt.

Mais nous allons nous arrêter un peu devant un des hommes les plus originaux que la Faculté ait jamais nourris. Quoique, par la nature essentiellement variée de ses publications, nous eussions pu nous occuper de lui aussi bien dans le chapitre des historiens ou dans celui des érudits que dans les chapitres que nous consacrerons aux médecins polyglottes ou encore aux agronomes, Ferdinand Hœfer a droit à une des meilleures places parmi les biographes, en qualité de directeur du grand dictionnaire de biographie de la maison Didot.

Le docteur Hœfer a non seulement présidé, mais il a de plus contribué pour une large part à la publication de cette véritable encyclopédie biographique connue sous le nom de *Nouvelle Biographie générale* (en 46 vol. in-8°).

Les biographies d'Alexandre et de César, celles d'Herschell et de Christophe Colomb, puis celles d'Aristote, de Platon et de Descartes, de Fermat, de Bacon et de Leibnitz, aussi bien que les biographies d'Erasme et de Frédéric-le-Grand, sans compter celle de Humboldt, sans compter bien d'autres encore sont, en effet, sorties de la plume de Jean-Chrétien-Ferdinand Hœfer.

Né le 21 avril 1811, à Dœschnitz, en Thuringe, le jeune Hœfer dut au curé de son village la première instruction classique. A l'âge de 13 ans, il fut reçu au gymnase de Rudolstadt. Montrant dès lors une merveilleuse aptitude pour l'étude des langues étrangères, il apprenait l'hébreu outre le grec et le latin, et passait volontiers ses récréations à se familiariser avec le français, l'anglais, l'italien, l'espagnol et même le russe.

Ses études sont terminées : au lieu d'entrer dans l'état ecclésiastique, auquel on l'avait destiné, il préféra tenter une vie plus aventureuse et il entreprit de parcourir à pied l'Allemagne. Il arrive à Hambourg, puis visite Brême, d'où il s'embarque pour l'Angleterre; mais le vaisseau qui le porte est jeté sur les côtes de Hollande. Voilà donc notre héros qui parcourt le royaume des Pays-Bas, et il passe la frontière de France au mois d'août 1830. A Lille, il s'engage comme volontaire dans le régiment de Hohenloe; on l'envoie à Marseille et de là en Grèce, où son régiment fut bientôt licencié (mars 1831).

Hœfer revient en France. Il n'a que vingt ans et pas le moindre argent en poche. Que faire ? On le retrouve d'abord modeste professeur d'allemand à Nantua, puis à Roanne, enfin professeur de troisième à St-Etienne. Bien mieux, à ses moments perdus, il donne des leçons de piano et compose des valses. Ensuite il traduit Kant (*Critique de la raison pure*) ; et, sur la recommandation de Burnouf, Cousin enchanté l'appelle auprès de lui. Hœfer devient secrétaire de Cousin Quel honneur ! mais quel dénuement ! car, on le sait, Cousin n'a jamais enrichi ses secrétaires. Il allait volontiers jusqu'à mettre à leur service son influence pour leur faire obtenir des prix de l'Institut, mais pour leur donner des appointements sérieux en espèces sonnantes et tirées de sa caisse, fi donc ! Les secrétaires de M. Cousin auraient été, lui semblait-il, bien mal venus de ne pas se trouver surabondamment payés des reflets de sa gloire. Ecrire sous la dictée du Maître, recevoir directement et sans intermédiaire les paroles sonores qui tombaient de sa bouche et les communiquer à la postérité, c'était tout le traitement du secrétaire, ou à peu près !

Hœfer traduisit pour Cousin le *Timée* de Platon et quelques autres opuscules. Heureusement il n'eut pas le temps de mourir de faim chez le Grand Sachem de la Philosophie éclectique. Et, comme le fit plus tard ce pauvre normalien, Etienne Moret, dont M. Francisque Sarcey a raconté la touchante histoire en prouvant que les tirades les plus éloquentes ne sont pas été une nourriture suffisamment substantielle, Hœfer n'eût pas besoin de résoudre la question d'existence en se jetant en bas du Pont-Neuf : un incident vint le mettre à l'abri d'un aussi triste dénouement. Mais ici passons la plume à Isidore Bourdon (1).

« Voici à quelle occasion M. Hœfer cessa ses relations habituelles avec M. Cousin : il s'était vu installé par lui dans un petit cabinet de la bibliothèque de l'Institut, afin de vérifier plus commodément les passages des Pères de l'Eglise qu'Abélard cite dans son *Sic et non*, mais vaguement et sans indiquer ni le livre ni le

(1) Dictionnaire de la conversation.

chapitre d'où il tire chaque emprunt. Un jour M. Cousin tomba sur le fameux passage du prologue : *Dubitando ad veritatem pervenimus* (le doute conduit à la vérité). Comme Abeilard n'invoque à ce propos aucune autorité, M. Cousin n'hésita pas à lui faire honneur de cette proposition si analogue à la célèbre théorie de Descartes sur le doute. Vite, sur cette visée d'opinions identiques, M. Cousin composa pour l'Académie des sciences morales et politiques un mémoire dans lequel Abélard était considéré comme le précurseur de Descartes. Sa lecture faite et parfaitement accueillie, M. Cousin vint informer son secrétaire de l'assentiment flatteur de son auditoire académique. « Mais, lui dit tranquillement M. Hœfer, le passage dont vous parlez n'est pas d'Abélard, il est de Cicéron, et même du traité le plus connu de l'orateur romain, du *De officiis*.

« — Malheureux ! s'écria M. Cousin, transporté de colère, ne m'avoir pas garanti de cette méprise !... Que vont penser de moi M. Schelling, M. Neander ? Je suis un homme littérairement déshonoré ! » L'emportement philosophique prit ce jour-là un tel diapason, et M. Cousin furieux prodigua tellement les épithètes, que M. Hœfer se résigna au sage parti de rompre aussitôt avec son illustre patron. Toutefois ce divorce nécessaire n'a jamais interrompu complètement de l'un à l'autre les relations affectueuses et bienveillantes. »

Hœfer est donc sorti sain et sauf de la prison philosophique. Plus que personne il était en droit de dire :

Amicus Plato, sed magis amica veritas ;

car Hœfer, s'il fut l'ami du Platon moderne, fut encore plus l'ami de la vérité. Aussi, ayant quitté Cousin (en 1836), se mit-il à l'étude de la médecine.

Le 30 janvier 1840, Hœfer obtenait le titre de docteur avec une très bonne thèse sur la chlorose. Pour lui, la chlorose ne serait autre chose qu'une maladie morale, et il l'assimilait à l'ictère spasmodique ou encore à une de ces gastro-entérites simples d'origine douteuse, auxquelles Hœfer lui-même était sujet sous l'influence d'une préoccupation d'esprit bien vive et qu' « aucune drogue » ne guérissait.

Enfin, disait-il en terminant « si l'opinion que j'ai émise, que la chlorose est une névrose du système nerveux ganglionnaire, paraît trop hardie, je désire qu'elle ne soit prise en considération qu'à titre d'hypothèse, en attendant qu'elle soit sanctionnée par l'expérience (1). »

Hœfer exerça quelques années la médecine avec zèle « dans les quartiers les plus populeux de Paris » (2).

C'est à Hœfer que l'on doit d'avoir introduit scientifiquement et à la suite d'expériences bien conduites l'usage du platine et des sels de platine dans la thérapeutique (3).

Au mois de juillet 1843, « lors de la discussion qui s'était élevée à la Chambre des députés sur la suppression ou le maintien des officiers de santé, M. Hœfer reçut du gouvernement français la mission de lui faire connaître l'enseignement et la pratique de la médecine en Allemagne » (4).

Cette mission dura quatre mois et devint le sujet d'un rapport très soigné adressé à M. Villemain. Hœfer, dans ce rapport (5), incline vers la suppression des officiers de santé.

Décoré le 6 mai 1845, Hœfer fut bientôt après chargé par M. de Salvandy d'une nouvelle mission. Et, en janvier 1847, paraissait dans le journal l'INSTRUCTION PUBLIQUE un rapport sur l'*Economie rurale* en Allemagne.

Hœfer ne se fit naturaliser Français qu'en 1848; cependant il maniait déjà fort bien notre langue, et les travaux les plus variés sortaient de sa plume avec une telle abondance que l'esprit le plus laborieux reste humilié devant cette fécondité; l'on se demande comment le même homme pouvait, avec tant de facilité et à la fois si pertinemment, produire en même temps un traité de chimie,

---

(1) Voir la GAZETTE MÉDICALE du 8 février 1840.

(2) A. DE BELLECOMBE, notice sur Hœfer, *in* BIOGRAPHIE GÉNÉRALE, tome XXIV.

(3) Voir la GAZETTE MÉDICALE de novembre 1840.

(4) A. DE BELLECOMBE, *loc. cit.*

(5) Voir le MONITEUR des 5, 16, 20 et 23 avril 1844.

une histoire de l'astronomie, une foule d'articles de journaux, des relations de voyage, des dictionnaires d'agriculture, etc., etc. (1)

Et dire que ces multiples et souvent très importants travaux, Hœfer ne les considérait que comme les études préliminaires d'un ouvrage capital dont il préparait la publication ! Cette œuvre définitive sur *la Valeur et l'Emploi des forces humaines* n'a point paru. Les fondements seuls en étaient creusés. Le monument projeté n'a pu voir le jour.

Retiré depuis une vingtaine d'années à la campagne, à Brunoy, sur les rives de l'Yères, Hœfer est mort au mois de mai 1878.

Faut-il regretter qu'il ait succombé avant que son œuvre de prédilection fût arrivée à terme ?... Peut-être non.

Qui sait si Hœfer, après une aussi longue période de gestation, n'eût pas accouché de quelque môle littéraire non viable, de quelque monstruosité capable de justifier les vers d'Horace :

> Quid dignum tanto feret hic promissor hiatu !
> Parturiunt montes, nascetur ridiculus mus.

Sachons donc nous contenter de l'œuvre produite. Elle serait à elle seule suffisante à faire honneur à tout un groupe de travailleurs.

Comment se fait-il donc que la réputation d'Hœfer n'ait pas franchi la sphère restreinte du public érudit et lettré ? Il est peut-être permis d'attribuer le peu de retentissement de son nom, connu sans doute, mais nullement célèbre, à cette sorte d'isolement qu'il semblait rechercher et qui touchait peut-être à la misanthropie.

« Retiré depuis près de dix ans à la campagne, écrivait-il en 1867, je passe ma vie au milieu de ces harmonies qui élèvent l'âme, quand on cherche sérieusement à en pénétrer les lois. Dans cet exil volontaire, il m'est arrivé de faire de singuliers rapprochements entre le tourbillon du monde humain et les paisibles transformations de la nature. Pourquoi les hommes perdent-ils tant à être vus de près ? Pourquoi le spectacle de leurs passions est-il si attristant ? C'est parce que là tout est étroit et borné ; c'est une atmosphère

---

(1) Voir à la suite de cette notice la bibliographie de l'œuvre d'Hœfer que nous avons essayé de dresser.

où l'on étouffe, parce que chacun veut être un Dieu. On a hâte alors d'aller respirer l'air libre, pour se mettre en communication avec ce qui n'est pas de création humaine. Dans ce domaine sans limites, on ne saurait rien voir de trop près ; on s'y sent attiré comme malgré soi, par ce centre inconnu, qu'on appelle la *Vérité* (1). »

N'y a-t-il pas dans ces lignes comme un reflet ou plutôt comme un écho de ce panthéisme nuageux, de cette philosophie cosmogonique, de ce mysticisme druidique, dont Jean Reynaud fut l'apôtre éloquent, Jean Reynaud dont Hœfer s'honorait d'être le disciple et l'ami ?

Ce besoin de la solitude s'alliait d'ailleurs chez Hœfer à une habitude fort bizarre. Hœfer passait, nous assure-t-on, des journées entières au lit. Il travaillait couché.

D'humeur triste, mélancolique, peut-être aussi ombrageux ou même méfiant, Hœfer était resté un peu Allemand, malgré sa naturalisation.

Il semble d'ailleurs s'être accusé et excusé lui-même de sa misanthropie : « Ayant été à même, nous dit-il (2), d'étudier la vie des hommes qui ont laissé des traces de leur passage, je comprends le mot d'un célèbre écrivain que, passé un certain âge, on ne peut être qu'un misanthrope ou un coquin. »

Heureusement, à cette triste alternative Hœfer trouvait un double remède : « l'amour de la nature allié à l'amour du travail ».

C'est pourquoi la vie de ce savant, de ce studieux et merveilleux polygraphe, si elle est loin d'avoir été inutile, ne saurait tomber dans l'oubli. Il nous a paru juste, non de réhabiliter une mémoire, mais plutôt de fixer les principaux traits d'une figure intéressante et passée trop inaperçue.

L'œuvre d'Hœfer est si considérable que j'ai cru utile d'en dresser un petit catalogue.

---

(1) Préface du livre : *les Saisons*, études de la nature, ouvrage illustré de vignettes gravées par Auguste Hœfer sur les dessins originaux de son frère Ferdinand. Car le docteur Hœfer était aussi dessinateur.

(2) Préface des *Saisons*.

TRADUCTIONS.

Hœfer a traduit du grec :

1o Diodore de Sicile (1846, 4 vol. in-12).— 2o Aristote, l'Economique (1843), etc. — 3o Platon, le Timée (il collabora à la traduction du tome XII des Œuvres de Platon, édition Cousin, traduction du Parménide et du Critias.

Hœfer a traduit du latin pour Cousin plusieurs opuscules d'Abélard.

Il a traduit de l'allemand :

1o La Critique de la raison pure, de Kant ; — 2o le Traité de chimie de Berzélius (6 vol. in-8°, 1845-1850) ; — 3o les Tableaux de la nature, d'Alexandre de Humboldt (1850, 2 vol in-8).

ŒUVRES ORIGINALES.

I. Médecine. — 1o La Chlorose, thèse inaugurale (1840). — 2o Observations et expériences sur l'emploi du platine en médecine (Gazette médicale, 28 novembre 1840). — 3° Dictionnaire de médecine pratique (1847, in-12). — 4o Collaboration aux Annales d'anatomie et de physiologie. — 5o Rapport sur l'enseignement de la médecine en Allemagne (1844), réimprimé à part en 1844 (in-18) sous le titre de la *Médecine en Prusse.*

II. Chimie. — 1o Eléments de chimie générale d'après la classification des corps par familles (1841, in 8o). — 2o Histoire de la chimie, depuis les temps les plus reculés jusqu'à notre époque, contenant une analyse détaillée des manuscrits alchimiques des bibliothèques de Paris (1842–1843, 2 vol. in-8o). — 3o Nomenclature et classification chimiques (1845, in-12). — 4o La Chimie enseignée par la biographie de ses fondateurs (1865, in-8o). — 5o Traduction de Berzelius. — 6o Dictionnaire de chimie et de physique (1846, in-12, troisième édition 1847) — 6o De plus, Hœfer a publié, en collaboration avec Millon et Reiset, un annuaire de chimie, années 1845 et 1846.

III. Botanique et Agriculture. — 1o Dictionnaire de botanique (1850, in-12); et 2e Edition sous le titre de Dictionnaire et Manuel de botanique pratique.— 2° Dictionnaire-manuel d'agriculture par plusieurs agriculteurs sous la direction de M. le docteur Hœfer (1 vol. in-18). — 3o Le monde des bois (1867, grand in-8o). — 4o Les Saisons, études de la nature (1867, in 18). — 5° Rapport sur l'enseignement de l'économie rurale en Allemagne (1847). — 6° En 1867, Hœfer a donné une nouvelle édition de l'*Herbier des demoiselles*, œuvre du docteur Edmond Audouit, médecin de la marine et poète, mort en 1858.

IV et V. Histoire et biographie. — 1o Direction de la Nouvelle Biographie générale de Didot (45 vol. in-8). — 2o Histoire de la chimie, etc. (Voir plus haut.) — 3o Histoire de la botanique, de la minéralogie et de la géologie, in-18, 1872. — 4o Histoire de la physique et de la chimie, 1872, in-18. — 5o Histoire de la zoologie, 1873, in-18. — 6o Histoire de l'astronomie, 1873, in-18. — 7o Histoire des mathématiques, 1874, in-18. — 8o Dans l'Univers pittoresque, de la librairie Didot, Ferdinand Hœfer a traité des pays suivants : *a*. Afrique australe : Cap de Bonne-Espérance, Congo, etc.; Afrique orientale : Mozambique, Monomotapa, Zanguebar, Gallar, Cordofan; Afrique centrale : Darfour, Soudan, Bornou, Tombouctou, Grand Désert de Sahara, le Maroc, 1 vol. in-8, 21 planches et une carte. — *b*. Chaldée, Assyrie, Médie, Babylonie, Mésopotamie, Phénicie, Palmyrène, 1 vol. in-8, 30 pl. et une carte. — 9o Chimie enseignée par la biographie de ses fondateurs, 1865, in 18. — 10° Deux mémoires sur la non-authenticité des ruines de Ninive (1851) en opposition avec M. de Saulcy.

VI. Géologie. — 1o Edition annotée du Discours sur les révolutions du globe, de Cuvier. — 2o Mémoire à l'Académie des sciences renfermant une nouvelle théorie des tremblements de terre et des volcans.

VII. Varia. — 1o Collaboration à l'Encyclopédie catholique. — 2o Collaboration à l'Interprète en cinq langues, dont Hœfer a été rédacteur en chef. — 3o Collaboration au Cosmos, au Magasin pittoresque, aux Annales d'anatomie et de physiologie, à la Science pour Tous, à l'Illustration, au Corsaire, à la Revue du Nord, à la Revue de Paris, etc. — 4o Mémoire sur le système qui transforme l'éditeur en auteur et co-auteur, et de la composition des dictionnaires biographiques (1853, in-4), à propos du procès que les éditeurs de la biographie Michaud avaient intenté aux éditeurs de la nouvelle biographie générale.

Disons encore que, sous le nom de Jean l'Ermite, pseudonyme dont il signait ses chroniques scientifiques dans la REVUE DE FRANCE, Hœfer publia en 1872 l'*Homme devant ses œuvres* (1 vol. in-18), dont une nouvelle édition est près de paraître, laquelle sera précédée d'une notice biographique due à la plume autorisée de M. Camille Flammarion (1).

Le nombre des médecins biographes est considérable ; car rien ne semble plus facile au premier abord que d'écrire des biographies. Tout le monde ne se croirait-il pas volontiers capable d'en faire ?

Mais le chemin est long du projet à la chose ;

Il faut en effet à un sérieux biographe des qualités multiples, qui ne s'acquièrent pas en un jour.

Avec une soif irrésistible de la vérité, une grande rectitude de jugement et un besoin invincible d'impartialité, il lui sied d'avoir un esprit assez *compréhensif* pour s'assimiler les choses les plus

(1) Ce volume a paru depuis la publication de ces lignes dans la GAZETTE MÉDICALE DE PARIS (numéro du 17 décembre 1881). Je saisis cette occasion pour remercier M. C. Flammarion de l'honneur qu'il a fait à ma prose en reproduisant *textuellement* une grande partie de la notice que l'on vient de lire. Je ne saurais lui tenir rigueur pour n'avoir cité ni le docteur Albertus ni la GAZETTE MÉDICALE. En revanche, je crois devoir à la mémoire du docteur Isidore Bourdon de protester contre le sans-gêne avec lequel M. C. Flammarion a négligé de guillemetter, en les reproduisant, les passages que j'ai empruntés moi-même à l'article que notre regretté confrère avait consacré à Hœfer dans le *Dictionnaire de la Conversation*. En outre, je ferai remarquer à M. Camille Flammarion qu'il m'a mal copié en faisant naître Hœfer le 28 avril au lieu du 21 avril 1811; c'est cette dernière date que M. André de Bellecombe (auteur que M. Flammarion a également oublié de citer), a donnée dans sa notice du dictionnaire de Biographie de la maison Didot, dictionnaire dont le directeur était, on s'en souvient, le docteur Hœfer lui-même.

hétérogènes, une intelligence assez souple pour savoir se mettre toujours, comme on dirait en photographie, au point le plus propice, et en quelque sorte pour renaître artificiellement dans le milieu où a vécu le héros de la biographie. Ajoutez à cela de la clarté dans le style, de la rapidité dans l'exposé des faits, un léger coloris dans la narration, et avant tout une sincérité inviolable. Le biographe consciencieux ne doit rien cacher, même de ce qui peut être défavorable à la mémoire de son modèle. Mais en revanche sa plume possédera les mêmes vertus que la lance d'Achille. Elle devra pouvoir guérir les blessures qu'elle aura faites. Or il est inadmissible que, tout en restant impartial, un biographe ne s'intéresse pas à l'homme dont il retrace la vie ; et un homme capable de n'inspirer à son historien que des paroles haineuses ou des sentiments de mépris mériterait-il les honneurs d'une biographie? Donc pas de biographie où seule la critique acérée aurait place. De l'indulgence unie à la fermeté dans une exposition des faits lucide, détaillée et par-dessus tout véridique, telles sont, me semble-t-il, les qualités nécessaires à tout homme qui entreprend de raconter la vie d'un de ses semblables.

Balzac a dit : « Le biographe est à l'historien ce que le poète dramatique est au poète épique (1) ». C'est qu'en effet le vrai biographe doit faire parler, agir, en un mot faire revivre les défunts.

Mais combien peu de biographes médicaux ont rempli ce programme ! La plupart ont eu des visées plus hautes et ont cherché surtout à montrer le rôle de leur héros dans les progrès de la science ! A peine pourrions-nous citer quelques exemples parmi ceux qui ont borné leur ambition à ne vouloir que raconter les faits et gestes du sujet de leur biographie.

Ainsi fit, au siècle dernier Vacher ou Levacher, né à Chézelle en Bourbonnais, mort chirurgien à Besançon, dans sa *Vie de frère Jacques Beaulieu*, le restaurateur et le second père de la taille latérale (Dijon, 1757 (2).

---

(1) Honoré de Balzac. Œuvres complètes, t. XXII de l'édition définitive, p. 102. *Portraits et Critique littéraire.*

(2) Souberbielle, le lithotomiste (1754-1846) a également publié, en 1841, trois feuilletons, fort incomplets d'ailleurs, sur la vie de frère Jacques. (GAZETTE DES HOPITAUX, n° 12, 14 et 15.)

Ainsi l'a fait plus près de nous C. Laurent, ancien chirurgien principal des armées et membre de l'Académie de médecine, qui a écrit une histoire très soignée et fort intéressante de la *Vie et des ouvrages de J.-P. Percy*, composée sur les manuscrits originaux (in-8, Versailles, 1827).

Puis encore Sormani (Napoléon-Maximilien), médecin du grand hôpital de Milan (mort en 1849), qui a écrit la biographie de son compatriote J.-B. Monteggia (1), l'un des meilleurs chirurgiens et l'un des plus estimés professeurs du commencement de ce siècle.

Henri Gouraud, professeur agrégé de la Faculté de Paris, disciple et ami de Récamier, a publié moins une biographie qu'un éloge ou plutôt un panégyrique de son maître à peine disparu (2). Mais ce panégyrique, bien que l'admiration la plus enthousiaste y déborde, se recommande par la sincérité de l'accent et par la multiplicité des détails biographiques. On voit que Gouraud connaissait Récamier autant qu'il l'aimait.

Parmi nos contemporains, nous pourrions rattacher à cette catégorie de *monobiographes* et M. Brierre de Boismont (3), pour son travail sur la vie et les écrits de Joseph Guislain, le célèbre aliéniste de Belgique (Paris, 1867) ; et S.-D. Gross, pour sa biographie du chirurgien américain Valentine Mott (Philadelphie, 1868), et les docteurs Charles Ozanam et A. Milcent qui, chacun de leur côté, ont publié une biographie de Jean-Paul Tessier, le fondateur de L'ART MÉDICAL.

Bien plus, en négligeant pour le moment ceux de nos confrères qui ont écrit des biographies extra-médicales, nous pourrions citer ici les noms d'un grand nombre de journalistes, car tout journaliste, de par sa profession, a été biographe à son heure (4).

---

(1) *Vita di G. Battista Monteggia*, Milan, 1839, grand in-8.

(2) Récamier est mort en juin 1852. La préface de l'éloge est datée du 25 février 1853. Paris, in-8.

(3) Le docteur Brierre de Boismont est mort quelques jours après que ces lignes avaient été écrites, en décembre 1881.

(4) Je me reprocherais de ne pas mentionner ici le nom du regretté Paul-Louis-Balthazar Caffe (né à Chambéry en 1803, mort à Paris en 1876). Par le soin que le sympathique et si accueillant vé-

Combien d'autres encore de nos confrères ont été biographes par occasion ! M. Potain mettra une biographie de Racle en tête du traité de *Diagnostic médical ;* M. Henri Roger écrira pour tel recueil encyclopédique (1) une notice sur Andral ; M. Constantin Paul esquissera brièvement (en tête de son volume sur les maladies du cœur) la vie de son maître Bouley ; M. Paul Bert fera un exposé rapide des travaux de Claude Bernard ; tel autre, au nom d'une société savante (2) ou d'un corps enseignant, tracera un court historique de la vie d'un collègue regretté.

Si l'on peut dire que le *genre biographique* commence où finit l'histoire, n'a-t on pas le droit de prétendre que la biographie s'étend jusqu'à la notice nécrologique et jusqu'au dernier adieu jeté sur une tombe qui se ferme ?

Mais alors quelle nuée de médecins biographes ne compterions-nous pas !

Nous devons nous borner.

Jetons un coup d'œil sur le groupe si riche de ceux qui, élargissant les limites de la biographie, ont pris la vie d'un homme pour point de départ d'une étude plus générale sur la science cultivée par leur sujet, sans s'astreindre à rester dans la sphère plus modeste des actes de l'homme privé.

Ceux-là ont fait en somme de la biographie démonstrative plutôt que de la biographie pure. Ils tracent la vie d'un homme en tant que savant, étudiant, analysant, jugeant ses travaux pour en déterminer l'importance et établir l'influence qu'ils ont exercée sur la marche de la science.

Ainsi, lorsque Malgaigne met en tête de sa belle édition des

---

téran du journalisme médical apportait à la rédaction des notices nécrologiques, la collection du JOURNAL DES CONNAISSANCES MÉDICALES PRATIQUES sera précieuse pour les futurs biographes.

(1) Il s'agit du DICTIONNAIRE DE LA CONVERSATION, dans lequel on trouvera bien d'autres médecins parmi les auteurs de biographies, Isidore Bourdon, Pariset, Fossati, etc.

(2) Témoin M. A. Motet prononçant, devant la Société médico-psychologique, l'éloge de Trélat, l'aliéniste regretté ; témoin encore M. Antoine Ritti prononçant le 24 avril 1882, devant la même Société, l'éloge de L.-V. Marcé.

œuvres d'Ambroise Paré une biographie du célèbre chirurgien de Henri II, il nous trace du même coup une histoire de la chirurgie depuis les origines jusqu'au seizième siècle (1).

Lorsque P.-E. Chauffard écrivait son étude sur Andral (2), il se proposait surtout de nous retracer l'état de la médecine en France à l'époque de la Restauration, plutôt que de nous raconter la vie laborieuse du grand clinicien.

De même Flourens, dans ses *Vies* de Buffon et de Cuvier, au lieu de faire de simples biographies, prétendait être l'historien des sciences naturelles ; il continuait pour ainsi dire son *Histoire de la circulation.*

C'est encore à cette catégorie qu'appartiendrait A. Pouchet pour son *Histoire d'Albert le Grand,* créateur des sciences au moyen âge.

Félix-Archimède Pouchet, né à Rouen le 26 août 1800, commença dans sa ville natale ses études médicales qu'il vint terminer à Paris, où il fut reçu docteur en 1827. — Presque aussitôt après il devenait professeur d'histoire naturelle et directeur du Muséum de Rouen. En 1838, il ajoutait à ces titres celui de professeur de l'Ecole de médecine. Ses travaux en botanique, en zoologie, en physiologie, sont considérables. Mais ce sont surtout les questions relatives à la reproduction des êtres qui attirèrent spécialement son attention, et firent l'objet de plusieurs publications, depuis sa *Théorie positive de l'ovulation spontanée* (1847), qui obtint le prix de physiologie expérimentale à l'Institut de France, jusqu'à son *Traité de la génération spontanée,* sans compter de nombreuses communications à l'Académie des sciences.

Grand fut l'émoi, dans le monde scientifique comme dans le monde philosophique, lorsque, en 1864, plusieurs disciples ou plutôt collègues de Pouchet, MM. Joly (de Toulouse), Musset (de Bor-

---

(1) Voici d'ailleurs au complet le titre de cette introduction qui a pu former un volume à part de 350 pages : *Sur l'origine et les progrès de la chirurgie en Occident du sixième au seizième siècle et sur la vie et les ouvrages d'A. Paré.* Paris, 1840, in 8.

(2) Andral, *la Médecine française de 1820 à 1830.* Paris, 1877.

deaux), etc., entreprirent une sorte de croisade en faveur de l'*hétérogénie.* M. Pasteur se constitua l'ardent adversaire de cette doctrine ; et n'est-ce pas à la suite des expériences qu'il avait faites alors pour défendre la panspermie et combattre les hétérogénistes que M. Pasteur est entré de plain-pied dans la voie où il marche si glorieusement encore aujourd'hui, voie si féconde en découvertes remarquables, souvent surprenantes mais parfois aussi surfaites par des prosélytes trop enthousiastes ou trop pressés de conclure ? F.-A. Pouchet n'aurait-il que la seule gloire d'avoir pour ainsi dire suscité l'esprit hardi et entreprenant de son adversaire en l'aiguillonnant par une polémique vigoureuse autant que par ses expériences contradictoires, F.-A. Pouchet aurait bien mérité de la science.

Mais il n'a pas fait que cela : son *Histoire des sciences naturelles au moyen âge, ou Albert le Grand et son époque considérés comme point de départ de l'école expérimentale* (Paris, 1853), et son livre presque populaire : l'*Univers, les infiniment grands et les infiniment petits* (1865), sont encore des œuvres très méritantes. J'allais oublier une autre de ses œuvres, et la meilleure, comme le disait Alexandre Dumas père à propos de son fils.

Pouchet a laissé, lui aussi, un fils que les lauriers et parfois les épines du journalisme n'ont pas empêché d'arriver à une chaire du Muséum d'histoire naturelle de Paris. Félix-Archimède Pouchet n'a pas assez vécu pour assister au couronnement de son œuvre, à la glorification de son nom dans la personne de son fils. Il est mort le 6 décembre 1872.

Un autre de nos confrères, plus connu comme vulgarisateur de la science que pour ses œuvres médicales, M. Louis Figuier, docteur de la Faculté de Montpellier (1841) et professeur agrégé de l'École de pharmacie de Paris (1863), a touché à la biographie médicale. En laissant de côté son *Histoire des principales découvertes scientifiques modernes* (Paris, 1851-53), son livre sur l'*Alchimie et les Alchimistes* (1854) et son *Histoire du merveilleux dans les temps modernes* (1859-1860, 4 vol.), je rappellerai que bon nombre des pères de la médecine ont un médaillon, un buste ou un portrait dans cette vaste publication où sont retracées les *Vies des*

Savants illustres depuis l'antiquité jusqu'au XIXe siècle (Paris, 1866, 5 vol. in-8°, 2e édition en in-12).

Ils sont bien nombreux encore, les noms qui solliciteraient notre attention. Je n'en citerai que quelques-uns :

Le docteur Michéa pour cette galerie des célébrités médicales de la Renaissance, Paracelse, Corneille Agrippa, André Vésale, Jean de Wyer, dont il publiait les portraits dans la GAZETTE MÉDICALE en 1842 et en 1843.

Le docteur Rommelaëre pour sa biographie de Van Helmont, couronnée par l'académie de médecine de Belgique au concours de 1866 (1). A ce concours, le docteur Mandon, de Limoges, avait également pris part ; il obtint l'accessit (2).

Pétrequin, de Lyon, a publié une intéressante biographie de Cornélius Brœckx (d'Anvers) (3).

Desbarreaux-Bernard, de Toulouse, a consacré une étude à Pierre Fabre, le judicieux syphiligraphe du siècle dernier.

Enfin, le professeur Burggraeve, de Gand, en même temps qu'il inaugurait cette méthode exclusive de thérapeutique dont on prétend faire une médecine nouvelle (la dosimétrie!), a consacré à l'histoire de la vaccine un énorme volume : il a voulu élever un monument à la gloire de Jenner.

Je serais loin d'avoir terminé mon énumération si j'aspirais à être complet. Mais hâtons-nous de dire quelques mots des biographies de médecins considérés en dehors de l'exercice de leur profession. Ce sera une transition toute naturelle pour arriver aux médecins qui se sont faits les biographes d'hommes complètement étrangers à la médecine.

---

(1) Bruxelles, in-4°.

(2) Le travail de M. Mandon a paru sous ce titre : *Van Helmont, sa biographie, histoire critique de ses œuvres* (in-4°, Paris, 1868). On trouvera dans la GAZETTE MÉDICALE de 1868 quatre articles de M. Guardia contenant une analyse intéressante du mémoire de M. Rommelaëre et une critique sévère de celui de M. Mandon.

(3) Voir les feuilletons de la GAZETTE MÉDICALE de 1870.

Le Dictionnaire de M. Chereau sur les médecins poètes de la France ne pourrait-il pas rentrer dans ce cadre de la biographie ou plutôt de la bio bibliographie?

S'il est regrettable que bien des lacunes et un assez grand nombre d'inexactitudes déparent cet ouvrage original, on ne saurait en faire un reproche à M. Chereau, vu les difficultés d'un travail où l'on est presque sans devancier.

Malheureusement, il existe dans ce volume des taches d'un autre genre et dont l'imprimeur peut sans doute revendiquer sa part. Je fais allusion au nombre immense de vers faux dont les citations sont remplies. Je sais bien que beaucoup de nos confrères, quand ils font des vers, ne poussent pas toujours le rigorisme poétique jusqu'à réclamer constamment pour leurs rimes la consonne d'appui. Horace, d'ailleurs, l'a dit depuis longtemps. :

..........,.......... Pictoribus atque poetis
Quidlibet audendi semper fuit æqua potestas.

Mais la licence ne doit pas s'étendre jusqu'à faire des hexamètres de quatorze pieds, ou des alexandrins boiteux, ou encore agrémentés d'hiatus déplorables.

Hélas! on met dans le *Dictionnaire du Parnasse médical français* un assez grand nombre de ces vers au compte de bien de nos confrères. Assurément leurs épaules sont solides; Apollon doit leur prêter un appui favorable; mais il est cependant à craindre qu'ils ne puissent arriver à soutenir le poids de certains manquements aux règles les plus élémentaires de la prosodie, poids bien lourd pour les nourrissons des Muses.

Cela dit, ces réserves faites, je passe volontiers condamnation sur l'ensemble de l'ouvrage, et je remercie M. Chereau de nous avoir donné le premier un recueil si intéressant, si riche, si rempli. Espérons que le bibliothécaire de la Faculté de médecine, qui avait inauguré sa carrière médicale par un très bon travail sur un sujet alors presque inconnu, sur les *Maladies de l'ovaire*, saura produire d'autres travaux que l'on peut apercevoir en germe dans ces patientes éphémérides de l'UNION MÉDICALE, dans ces feuilletons inédits, dans ces études sur Michel Servet, sur Mauvillain, sur Louise Bourgeois, etc., etc.; dans ces nombreuses recherches historiques que bien des journaux sont avides de publier, et dans ces notices biographiques dont le *Dictionnaire encyclopédique* de Dechambre augmente tous les jours le nombre.

L'œuf est prêt à éclore ; il est fécondé : qu'il en sorte quelque œuvre sérieuse et durable.

M. Chereau avait eu des précurseurs ; il nous le dit lui-même dans la préface de son Dictionnaire.

« Les médecins poètes ont eu leurs panégyristes :

« Thomas Bartholin, en 1669, a mis à les défendre son talent comme écrivain et son érudition (1) Mais sa dissertation se réfère bien plus aux renseignements de toute sorte touchant la médecine, qui abondent dans les grands poètes de l'antiquité, qu'aux médecins poètes eux-mêmes. Pourtant les curieux y trouveront, à la fin, une liste intéressante des membres de la profession qui se sont fait connaître par un grand talent en poésie.

« Lizelius (2) et C. Elwert (3) ont rendu hommage aux médecins auteurs de cantiques sacrés.....

« Sue (4), à l'occasion de Procope, parle des médecins qui ont joint aux talents d'Esculape ceux de Thalie.

« Sous le titre de *Notice sur quelques poèmes médicaux*, Alibert, avec son talent ordinaire, avec l'élégance qui caractérise tous ses écrits, a fait ressortir les beautés qu'on trouve dans les compositions rimées de Fracastor, de Sainte-Marthe, de Claude Quillet, de Haller, de Flemyng (5). »

Corneille Broeckx (d'Anvers) a publié en 1858 une dissertation sur les médecins poètes belges. Il a relevé le nom d'une cinquantaine de versificateurs parmi les médecins de son pays (6).

---

(1) Thomæ Bartholini *De medicis poetis Dissertatio*. Hafniæ, 1669, in-12 de 149 pages.

(2) *De poetis medicis sacræ scripturæ interpretibus commentatio*. Spiræ, 1713, in-4.

(3) Pierer. ALLGEM. MED. ANNALEN ; 1821, p. 786.

(4) *Anecdotes médicales*, t. II, p. 38.

(5) *Le Parnasse médical français*, préface, p. VI-VII.

(6) C'est déjà un chiffre respectable Et nos confrères de Belgique n'ont pas cessé, après la mort de Broeckx, de sacrifier à la muse; car je ne crois pas me tromper en signalant le professeur de thérapeutique de l'université de Bruxelles, le rédacteur princi-

Corneille Broeckx (1807-1869) a d'ailleurs conquis pour ainsi dire le monopole de la biographie médicale en Belgique, et un ancien secrétaire de l'Académie royale de médecine, M. Tallois, a pu lui décerner le titre de *Père de l'histoire médicale belge*, titre bien mérité non seulement par le nombre et la valeur de ses travaux (Broeckx aurait, d'après Tallois, composé 48 notices biographiques), mais aussi et surtout en raison du sentiment patriotique dont ses publications sont imprégnées. Il était fier de son pays, et son pays a le droit d'être fier d'un des plus érudits parmi ses enfants (1). Nul n'a mieux fait ressortir le rôle de la Belgique dans l'avancement des sciences. Peu de temps avant sa mort, il écrivait encore ces lignes . « Des investigateurs infatigables.... ont prouvé que notre petit coin de terre n'avait rien à envier, sous le rapport des sciences, des lettres et des arts, aux nations les plus favorisées ; les sciences médicales n'y ont pas contribué pour la part la moins large : il suffit de citer les noms de Vésale, le créateur de l'anatomie ; de Dodoens, le père de la botanique et de l'horticulture en Belgique ; de Condenberg, le père de la pharmacie belge ; de Van Helmont, le célèbre réformateur médical, auteur du *Vitalisme organique ;* de Palfyn, l'inventeur du forceps ; de Réga, dont les ouvrages contiennent les principes fondamentaux de la doctrine du célèbre Broussais, et de tant d'autres médecins remarquables, etc. » (Préface de la *Médecine pratique* de J. Yperman. Anvers, 1867, p. 1.)

De tous ceux qui ont écrit sur les médecins-poètes, le plus connu et celui qui mérite la palme, c'est Etienne Sainte-Marie. Né à Sainte-Foy, près de Lyon, en 1777, Sainte-Marie alla étudier la médecine à la Faculté de Montpellier, où il soutint, en 1803, une

---

pal du Journal de médecine, de chirurgie et de pharmacologie, le docteur Van den Corput, comme l'auteur de bien des poésies charmantes.

(1) Assurément la mention que je fais ici de Corneille Broeckx aurait dû être une notice détaillée ; mais Pétrequin a si bien rempli cette tâche que je n'ai qu'à renvoyer mes lecteurs aux feuilletons de la Gazette médicale de 1870. On pourra faire aussi une connaissance plus complète de l'érudit médecin anversois en parcourant la collection des Annales de la Société de médecine d'Anvers.

thèse *sur les maladies par imitation (de morbis ex imitatione)* (1). Sainte-Marie revint exercer la médecine à Lyon. Dès l'année 1809 (M. Chereau (2) dit à tort 1812), il prononça dans une séance du Cercle littéraire de Lyon un discours sur les médecins-poëtes, et quelques années après (le 18 mai 1813) il lut dans une séance publique de l'Académie de Lyon un autre discours sur la *Littérature du médecin*.

Mais ce fut en octobre 1825 que parut sa fameuse *Dissertation sur les médecins-poètes* (3) « modèle qui n'a pas été dépassé ». Sainte-Marie mourut en 1829, à Lyon, où ce médecin érudit, lettré et des plus judicieux avait passé presque toute sa vie.

Ne devrais-je pas mentionner ici la notice que M. E. Wiart, professeur de l'École de médecine de Caen, a consacrée à Bretonnayau (4), avant d'accorder quelques lignes au plus consciencieux biographe de médecins qui se sont acquis une réputation extra-médicale, à Renauldin, l'auteur des *Etudes historiques et critiques sur les médecins numismates, contenant leur biographie et l'analyse de leurs écrits*, Paris, 1851 (in-8° de XVI-576 pages)? car les médecins poètes ne sont pas les seuls qui aient eu des historiens, et les médecins numismates n'ont rien à envier aux versificateurs.

Né à Nancy, le 27 juin 1775, Léopold-Joseph Renauldin fut d'abord obligé d'entrer dans la chirurgie militaire.

« Il était à Madrid lorsqu'il apprit sa nomination de médecin titulaire des dispensaires de Paris, et vint vers la fin de 1809 remplir son nouvel emploi. L'année 1816 le trouve médecin de l'hôpital Beaujon, fonctions qu'il remplit pendant plus de trente ans avec cette ponctualité, ce zèle, cette assiduité, cette honnêteté, qui

---

(1) *De morbis ex imitatione, dissertatio inauguralis. Monspelii*, Apud Izarn et Ricard, 1803, in-8° et in-4°.

(2) DICTIONNAIRE ENCYCLOPÉDIQUE DES SCIENCES MÉDICALES. Dans cette notice, M. Chereau n'indique ni la date de la naissance ni la date de la mort d'Etienne Sainte-Marie. C'est dans le Dictionnaire de Larousse que nous avons trouvé les dates que nous donnons.

(3) Paris, in-8° de 80 pages, brochure dédiée à J.-F. Coindet, de Genève.

(4) Voir GAZETTE MÉDICALE, 22 octobre 1881

faisaient le fond de son noble caractère, et dont il ne se départit jamais, soit comme membre de l'Académie de médecine, soit comme médecin consultant du roi Louis-Philippe. » (Chereau, dictionnaire Dechambre)

Renauldin est l'auteur de la belle introduction historique du dictionnaire en soixante volumes. Cette introduction fut tirée à part sous le titre d'*Esquisse* de l'histoire de la médecine depuis son origine jusqu'en l'année 1812 (Paris, in-8°, 1813).

Renauldin est mort à Paris, le 20 février 1859, presque dans la pauvreté, laissant à la postérité un vrai monument d'érudition, ce beau recueil où se trouve retracée si consciencieusement la vie des médecins numismates.

En abordant le groupe assez restreint des médecins qui ont écrit la vie d'hommes étrangers à l'art de guérir, nous commencerons par ceux de nos confrères qui se sont occupés des philosophes ; nous passerons ensuite aux biographes politiques avant d'arriver à ceux qui ont retracé l'histoire de poètes, de littérateurs ou de savants.

C'était un médecin ce Lucas qui écrivit, à la fin du XVIIe siècle, la vie de Baruch de Spinoza.

Contemporain et ami de Spinoza, Lucas était de La Haye. Voilà à peu près tout ce que nous savons sur son compte. Tous les recueils biographiques que j'ai pu consulter sont muets sur ce médecin. Et cependant la notice qu'il a consacrée à Spinoza (1) est si pleine d'une saveur naïve, quoique intelligente et originale, que

---

(1) Dans une note du *Manuel de l'Histoire de la Philosophie*, de Tenemann (traduction Cousin, t. II, p. 101, 1839), on trouve les lignes suivantes à propos de cette notice : « L'auteur est un médecin nommé Lucas ou *Vraese*, conseiller de la cour de Brabant à La Haye. — Il ne fut vendu que soixante-dix exemplaires de la petite édition et à un prix très élevé, ce qui en fit tirer beaucoup de copies manuscrites. La seconde partie fut brûlée, mais la partie biographique a eu une seconde édition, qui est rare aussi, sous ce titre : *La vie de Spinoza par un de ses disciples*, nouvelle édition non tronquée, Hambourg, 1735, in-8°.

j'aurais désiré pouvoir donner quelques renseignements précis sur l'auteur. J'en suis réduit à le citer pour le faire connaître (1).

Si Lucas ne nous fournit pas le texte de la formule d'excommunication chez les Juifs, texte que l'on trouvera dans le traité de Seldenus, *De Jure naturæ et gentium*, il nous indique du moins les principales circonstances qui accompagnent la sentence de la séparation. « Le peuple étant assemblé dans la synagogue, cette cérémonie, qu'ils appellent Herem, se commence par allumer quantité de bougies noires, et par ouvrir le tabernacle, où sont gardés les livres de la Loi. Après, le chantre, dans un lieu un peu élevé, entonne d'une voix lugubre les paroles d'exécration, pendant qu'un autre chantre embouche un cor, et qu'on renverse les bougies pour les faire tomber goutte à goutte dans une cuve pleine de sang, à quoi le peuple, animé d'une sainte horreur et d'une rage sacrée à la vue de ce noir spectacle, répond *Amen* d'un ton furieux et qui témoigne le bon office qu'il croirait rendre à Dieu, s'il déchirait l'excommunié, ce qu'il ferait sans doute, s'il le rencontrait en ce temps-là, ou en sortant de la synagogue.

Sur quoi il est à remarquer que le bruit du cor, les bougies renversées et la cuve pleine de sang, sont des circonstances qui ne s'observent qu'en cas de blasphème, que hors de cela on se contente de fulminer l'excommunication, comme il se pratiqua à l'égard de M. Spinoza, qui n'était pas convaincu d'avoir blasphémé, mais d'avoir manqué de respect et pour Moïse et pour la Loi.

L'excommunication est d'un tel poids parmi les juifs que les meilleurs amis de l'excommunié n'oseraient lui rendre le moindre service, ni même lui parler sans tomber dans la même peine. Aussi ceux qui redoutent la douceur de la solitude et l'impertinence du peuple aiment mieux essuyer tout autre peine que l'anathème.

---

(1) *La vie de Spinoza, par Lucas*, de La Haye, étant devenue presque introuvable dans l'original, je crois devoir signaler aux lecteurs curieux qu'elle a été reproduite par M. E. Saisset, dans le tome IIe de son édition de Spinoza, et par M. J.-G. Prat, en tête de la 1re série de sa traduction des œuvres du philosophe. M. J.-G. Prat a reproduit l'édition de Hambourg, publiée chez Henry Kunrath.

M. de Spinoza, qui avait trouvé un asile où il se croyait à couvert des insultes des juifs, ne pensait plus qu'à s'avancer dans les sciences humaines, où, avec un génie aussi excellent que le sien, il n'avait garde qu'il ne fit en fort peu de temps un progrès très considérable. »

Dans cette notice biographique, Lucas se montre imprégné d'un esprit de libéralisme bien rare à cette époque. Cet esprit, il le manifeste dans sa façon d'apprécier la conduite de Spinoza, qui n'épousait aucun parti, ne donnant le prix à aucun. Spinoza « laissait à chacun, dit Lucas, la liberté de ses préjugés; mais il soutenait que la plupart étaient un obstacle à la vérité ; que la raison était inutile si on négligeait d'en user, et qu'on en défendît l'usage où il s'agissait de choisir. Voilà, disait-il, les deux plus grands et les plus ordinaires défauts des hommes, savoir : la paresse et la présomption. Les uns croupissent lâchement dans une crasse ignorance, qui les met au-dessous des brutes ; les autres s'élèvent en tyrans sur l'esprit des simples, en leur donnant pour oracles éternels un monde de fausses pensées. C'est là la source de ces créances absurdes dont les hommes sont infatués, ce qui les divise les uns des autres, et ce qui s'oppose directement au but de la nature, qui est de les rendre uniformes, comme enfants d'une même mère. »

Puis Lucas nous montre Spinoza faisant la guerre à la superstition, et exposant les difficultés que l'on rencontre pour effacer « les fausses idées dont l'esprit de l'homme se remplit avant qu'il soit capable de juger les choses par lui-même. Sortir de cet abîme était, à son avis, un aussi grand miracle que celui de débrouiller le chaos. »

On le voit, sans qu'il soit besoin d'en citer davantage, ce qui ressort avant tout de cet intéressant opuscule de Lucas, c'est une admiration des plus sincères pour les vertus privées, les talents et le caractère de Spinoza, et cela fait à la fois l'éloge du philosophe et du disciple ami (1).

---

(1) On sait que l'un des autres disciples et des meilleurs amis de Spinoza fut aussi un médecin. Il s'agit de Louis Meyer, d'Amsterdam, l'auteur ou plutôt le signataire de cette *préface au bon lecteur* qui se trouve en tête de l'examen des *Principes de Philosophie de René Descartes*, par Spinoza.

Un des hommes dont Spinoza combattit les doctrines avec le plus d'ardeur, René Descartes la gloire de la philosophie française, a été lui aussi, mais tout récemment, l'objet des études d'un médecin.

Le docteur Bertrand de St-Germain (Guillaume-Scipion), un contemporain, puisqu'il a été reçu docteur de la Faculté de Paris en 1840, a consacré un volume entier à étudier *Descartes considéré comme physiologiste et comme médecin*, in-8o, Paris, 1869. Daremberg, tout en rendant hommage à la pureté de style et à l'intérêt de cet ouvrage, a reproché à M. Bertrand de Saint-Germain d'avoir exagéré le rôle médical du philosophe.

M. Bertrand de St-Germain a publié d'autres travaux toujours soignés. En dehors de ses recherces sur la diversité originelle des *races humaines* et sur *la Manifestation de la vie et de l'intelligence à l'aide de l'organisation* (1847), on a de ce médecin lettré une *Visite au château de Montaigne* (1850), une traduction de la *Protogœa* de Leibnitz, et une édition nouvelle du livre de Tissot *sur la Santé des Gens de lettres.*

Cabanis a eu pour biographe et éditeur le docteur Cerise (2). Laurent-Alexis-Philibert Cerise naquit à Aoste en 1809. Reçu docteur de l'Université de Turin à dix-neuf ans, il vint à Paris où en 1834 il fut autorisé à exercer la médecine. Outre les *Rapports du physique et du moral de l'homme*, de Cabanis, Cerise a édité, en les accompagnant également de notices biographiques, Roussel (*Système physique et moral de la femme*), et Bichat (*Recherches sur la vie et la mort*). Mais l'œuvre presque tout entière de Cerise est plutôt composée de travaux confinant à la philosophie. Disciple et fervent admirateur de Buchez, Cerise en fut aussi le collaborateur à l'EUROPEEN, *journal de morale et de philosophie.* Plus tard, quand vinrent pour Buchez les jours de malheur, Cerise, homme de cœur par excellence, bienveillant et avant tout bienfaisant, resta l'ami fidèle de son ancien maître et l'un des plus dévoués.

Cerise, nommé en 1864, membre de l'Académie de médecine, dans la Section des Associés libres, est mort à Paris le 5 octobre 1869.

---

(2) Edition des *Rapports du physique et du moral de l'homme* avec notice biographique.

Ce médecin philosophe et biographe a trouvé à son tour des biographes en la personne de M. le docteur Foissac, puis en la personne de M. le docteur C.-E. Bourdin (de Choisy-le-Roi). Statisticien des plus distingués, philanthrope vénérable, le docteur Bourdin, qui a également publié de nombreux travaux sur la pathologie du système nerveux, a écrit une étude fort intéressante sur *Cerise, sa vie et ses œuvres*, Paris, 1872.

Plus près de nous encore, il y a quelques années, Pidoux ne se faisait-il pas l'éditeur d'un livre posthume de F. Huet? F. Huet, qui lui-même avait été le biographe de son ami et collaborateur Bordas-Dumoulin, restait l'un des rares représentants de cette école devenue presque sans disciples qui, à la suite de Buchez, avait généreusement et chaleureusement tenté l'alliance de la doctrine évangélique et des idées démocratiques écloses depuis la fin du siècle dernier. Pidoux, qui déjà avait donné ses soins médicaux dans son service d hôpital à Bordas-Dumoulin, a rendu également les derniers devoirs au point de vue moral aux pages posthumes de Huet.

Nous ne quitterons pas brusquement les biographies des philosophes. Car Auguste Comte a trouvé un historien enthousiaste en la personne de son médecin. Sous ce titre modeste : *Notice sur la vie et l'œuvre d'Auguste Comte* (1), le docteur Robinet (Jean-François-Eugène) a écrit longuement la vie ou plutôt le panégyrique du Mahomet de la religion positiviste. Il avait eu l'honneur d'être l'un des treize exécuteurs testamentaires désignés par le grand-prêtre, et il est resté, si je ne me trompe, l'un des plus convaincus adeptes de la doctrine. Tandis que beaucoup de disciples d'Auguste Comte, craignant de tomber dans le fétichisme, rejetaient, à la suite de Littré, un cérémonial suranné et les détails d'un rituel un peu enfantin, pour ne s'attacher qu'à la doctrine philosophique du maître, le docteur Robinet s'est gardé de tremper dans le schisme. Il est demeuré positiviste orthodoxe et pratiquant fidèle de la nouvelle Religion.

M. Robinet ne s'en est pas tenu comme biographe à l'exposé des faits et gestes de son patron en philosophie ; il a abordé la biogra-

(1) 1 vol. in-8, 1860, et 2e édition. Paris, 1864.

phie politique en publiant un livre sur la vie privée de Danton (1), mémoire qu'il a fait suivre, en 1879, d'un travail plus complet sur le Procès des Dantonistes

Depuis Théophraste Renaudot, qui avait écrit, en 1647, un abrégé de la *Vie du prince de Condé* (Henri II) et une vie du maréchal de Gassion, et en 1648 une *Vie de Michel Mazarin, cardinal de Sainte Cécile,* ils sont assez rares les médecins qui ont fait des biographies d'hommes politiques. On pourrait cependant en citer quelques-uns :

Et d'abord Amédée Pichot. Né à Arles en 1796, il fit ses études médicales à Montpellier et à Paris. A peine docteur, il se consacra exclusivement à la littérature et au journalisme. Dès 1825, il publie un *Essai sur lord Byron*, puis en 1830 une *Histoire de Charles-Edouard* (2 vol. in-8). Ensuite il s'est fait le biographe de Charles-Quint (2) et même de Talleyrand (3). Amédée Pichot a publié aussi sous ce titre *Napoléon à l'île d'Elbe* (4), une chronique des événements de 1814 et 1815. Enfin se ressouvenant de ses études médicales, au milieu de mille travaux, articles de Revue, poésies, traductions de l'anglais (Dickens, Lord Byron, Thackeray, Macaulay, etc.), Amédée Pichot a donné, en 1846, une étude sur *Charles Bell* (*Histoire de sa vie et de ses travaux*).

Après avoir dirigé la REVUE DE PARIS, où il écrivait, si nous en croyons Balzac (5) sous de nombreux pseudonymes, Pichot remplaça en 1843 L. Galibert à la REVUE BRITANNIQUE en qualité de rédacteur en chef, et il est resté à la tête de ce dernier recueil jusqu'à la date de sa mort (février 1877).

Jacques Maissiat, le Conservateur du musée Orfila, né en 1805 à Nantua, où il est mort le 26 février 1878, a touché aussi à la biographie politique par son étude importante sur *Jules César en Gaule* (3 vol. avec cartes, 1865 et années suivantes). Reçu docteur

---

(1) In-8, Paris, 1865, avec pièces justificatives.

(2) Charles-Quint, chronique de sa vie, 1854, in-8.

(3) Souvenirs intimes sur M. de Talleyrand, 1870, in-12, Paris.

(4) 1 vol. in-8, 1873, Paris.

(5) Œuvres complètes d'Honoré de Balzac. , p. 457, t. XXII.

en 1838, Maissiat, outre ses *Etudes de physique animale* (1843), a publié encore des *Notions statistiques sur la Bresse* (1851) et enfin des *Recherches historiques sur les guerres des Gaulois contre les Romains* (1874). Il avait représenté en 1848 le département de l'Ain à la Constituante et à la Législative, pour redevenir en 1851 simple Conservateur des cabinets anatomiques de la Faculté de Paris.

Les campagnes de Jules César en Gaule ont été l'objet d'études intéressantes (1) de la part d'un autre médecin, du docteur Achille Peigné-Delacourt. Cet archéologue des plus distingués a publié aussi une étude sur Agnès Sorel (2). Né à Reims, Peigné-Delacourt est mort le 14 juin 1881 à Guise, dans sa quatre-vingt-sixième année.

Parmi les biographes d'hommes politiques on pourrait citer encore un médecin mort tout jeune, en 1861, à Ebreuil, dans le département de l'Allier. Le docteur Pourrat, né à Cunlhat (Puy-de-Dôme), en 1824, était l'auteur de nombreuses poésies et le collaborateur assidu de la FRANCE LITTÉRAIRE, lorsqu'il commença la publication d'une série d'études sur les grands ministres français. Au moment de la mort de Claude-Jean-Baptiste Pourrat, les études sur Sully, Richelieu et Colbert avaient seules paru (3).

Quelques autres médecins, en écrivant des biographies régionales, se sont forcément occupés de célébrités de tout genre : ainsi le docteur Bégin, qui, en dehors de ses recherches sur la vie du poète Gilbert, a consacré 4 volumes à la *Biographie de la Moselle* (4) ; ainsi encore le docteur C.-J.-Henri Barjavel, dans

(1) Campagne de Jules César contre les Bellovaques, étudiée sur le terrain (2 mémoires, 1862 et 1870). De plus, en 1876, le docteur Peigné a publié un volume intitulé : « Jules César, ses itinéraires en Belgique, d'après les chemins anciens et les monuments » (in-8) Péronne).

(2) « Agnès Sorel était-elle Tourangelle ou Picarde? » (1861, Noyon, in-8).

(3) Voir la notice consacrée à Pourrat par M. le docteur Trapenard, dans les comptes rendus de la Société de Gannat (15e année).

(4) In-8°. Metz, 1829-1832.

son *Dictionnaire historique, biographique et bibliographique du département de Vaucluse* (1).

Ce Barjavel, qui était né à Carpentras en 1803, était-il de la même famille que l'accusateur public de Vaucluse pendant la Terreur, Barjavel, le condamné à mort de prairial (juin 1795) ? Je l'ignore Quoi qu'il en soit, Henri Barjavel a été un érudit des plus remarquables. Il avait déjà publié un *Traité complet de la culture de l'olivier*, lorsqu'il fut reçu docteur, en 1834, à la Faculté de médecine de Montpellier. On lui doit, en outre, un ouvrage important sur les dictons et sobriquets patois des villes, bourgs et villages du département de Vaucluse (1849-1853). Barjavel est mort dans sa ville natale le 27 septembre 1868.

N'était-ce pas aussi une biographie régionale qu'a écrite Richerand (1779-1840), lorsqu'il a publié sa notice sur Brillat-Savarin, comme lui, natif de Belley ? Brillat Savarin, qui était né en 1755, et par conséquent de beaucoup l'aîné, était très familier avec Richerand. C'est à lui qu'il disait : « Oui ! je révèlerai à tout Paris, à toute la France, à l'univers entier, le seul défaut que je te connaisse. » Richerand (d'un air inquiet) : « Et lequel, s'il vous plaît ? — Un défaut habituel, dont toutes mes exhortations n'ont pu te corriger). » Richerand (effrayé) : « Dis donc enfin, c'est trop me tenir à la torture. — Tu manges trop vite ! » On pourrait faire à Richerand un autre reproche, c'est d'avoir mis trop d'animosité à critiquer le Traité des Membranes de ce jeune homme de génie, de Bichat, lui aussi son compatriote.

Richerand est l'auteur de bien d'autres biographies. Outre son éloge de Cabanis (1808), outre ses notices sur la vie et les ouvrages de Bordeu (1817) et sur Ambroise Paré (dans le *Plutarque français*), il a collaboré à la *Biographie Michaud*, où il a signé les articles consacrés à André Vésale, à Vieussens, à Zimmermann et à Dupuytren.

Si le docteur Jean-François Payen (2) n'a pas donné l'édition

---

(1) Carpentras, 1842.

(2) Né à Paris, le 24 juin 1800, le docteur Payen y est mort le 7 février 1870.

de Michel Montaigne qu'il avait préparée presque toute sa vie, son nom mérite au moins d'être rappelé ici pour sa notice bio-bibliographique sur Etienne de la Boétie (1853), l'ami de Montaigne, pour la notice qu'il a consacrée à ce même Montaigne en 1837 (1), et pour les quatre autres brochures qu'il a publiées successivement sur le sceptique auteur des Essais (2).

Dois-je ranger parmi les biographes Félix Roubaud (né à Grasse en 1820, et mort en 1881), pour son étude sur Théophraste Renaudot (3), et le docteur P. Silbert pour sa notice sur *La vie et l'œuvre de Granet*, notice écrite à l'occasion de l'inauguration, à Aix, sa ville natale, du Musée qui porte le nom du célèbre peintre de genre (8 décembre 1861)?

Et le docteur Guardia ! S'il a écrit une bien intéressante biographie de Michel de Cervantes (4) n'est-ce pas plutôt de la critique littéraire et de la meilleure qu'il faisait en révélant à la France la vie et les œuvres de ce savoureux poète espagnol, Fra Luis de Léon (5) ?

On en peut dire de même de ces travaux du docteur Félix Bremond sur *Rabelais médecin* (6) et sur *Rabelais hygiéniste* (7). Ce sont là des études d'un critique ou d'un commentateur sagace et instruit plutôt qu'une vraie biographie.

Et ce séduisant aperçu de la vie de *Quesnay économiste et chirurgien*, que M. le professeur Bouisson, de Montpellier, a donné dans un discours d'ouverture de son cours (8), on ne saurait non plus le ranger dans le genre biographique ; mais cette étude rentre

---

(1) In-8°, 1837, Paris. — *Notice bibliographique sur Montaigne.*

(2) Documents inédits ou peu connus sur Montaigne, 1847, in-8°. — Nouveaux documents, 1850, in-8°. — Documents inédits, in-8°, 1855. — Recherches sur Montaigne, in-8°, 1856.

(3) In 12, 1857.

(4) En tête de la première traduction française du Voyage au Parnasse de Cervantes, in-12. Paris, 1864.

(5) Voir *Le Magasin de Librairie* du 10 juillet 1860, et la *Revue germanique*, du 1er janvier 1863.

(6) In-12. Paris, 1879.

(7) Voir le JOURNAL D'HYGIÈNE. Feuilletons, 1881.

(8) En 1879. Voir le MONTPELLIER MÉDICAL, 1880

si bien dans le domaine que je parcours que je m'en voudrais de ne pas la signaler ici, et puis j'en profite pour rappeler en même temps ces fines recherches de médecin lettré, que M. Bouisson consacrait dès 1842 (1) à la *Médecine dans les poètes latins*.

Un autre contemporain, le docteur Charles Richet, a écrit (2) une notice biographique des plus intéressantes sur son grand-père, le jurisconsulte Charles Renouard, mort sénateur en 1878.

Une vraie biographie par l'étendue et l'abondance des détails c'est le volume consacré par Isidore Geoffroy-Saint-Hilaire à la vie de son père (3). On pourrait bien prétendre que l'auteur se mettait dans des conditions difficiles pour écrire une œuvre impartiale. Comment trouver une indépendance complète dans des appréciations où la voix du sang se fait nécessairement entendre, toujours impérieuse ? Eh bien, c'est un attrait de plus dans ce livre si attachant et si palpitant d'amour filial.

L'auteur a eu beau prendre en épigraphe ces paroles de Gœthe : « Je ne juge pas, je raconte », on lui en voudrait de tenir sa parole. Isidore-Geoffroy Saint-Hilaire, né à Paris en 1805, y est mort le 10 novembre 1861. Il avait été reçu docteur en médecine le 8 septembre 1829 avec une thèse intitulée : *Propositions sur la monstruosité considérée chez l'homme et chez les animaux*. Il préludait par là à ces belles recherches qui ont élargi le domaine de la tératologie dont son père Etienne avait frayé le chemin (4).

L'impartialité ! Mais n'est-ce pas la qualité la plus difficile et par contre la plus rare chez un biographe ? Voyez Parchappe dans le volume qu'il a consacré à Galilée. L'espace qui nous sépare du célèbre physicien, du glorieux astronome est considérable : près de trois siècles, *grande mortalis œvi spatium*, et cependant les passions s'allument encore quand on

---

(1) Revue du midi et Gazette médicale de 1842 et 1843.

(2) Revue politique et littéraire, 11 janvier 1879.

(3) Vie, travaux et doctrine scientifique d'Etienne-Geoffroy Saint-Hilaire par son fils, M. Isidore-Geoffroy Saint-Hilaire, in-12, 479 pages, Paris et Strasbourg, 1847.

(4) M. le docteur Camille Delvaille (de Bayonne) a écrit lui aussi une intéressante biographie d'Isidore Geoffroy Saint-Hilaire (Gazette médicale, 1862, n° 2, 3, 5 et 8).

vient à parler de cette vie si heurtée. En vain Parchappe déclare-t-il au début de son livre qu'il a cherché à se « maintenir dans les calmes et sereines régions de l'impartialité historique » (1), presque à chaque page c'est un avocat qui prend la parole. Parole éloquente et généreuse, il est vrai, mais plaidoierie plutôt que simple narration des faits.

Né à Epernay en 1800, J.-B. Maximien Parchappe était d'ailleurs dans d'excellentes conditions pour écrire la vie de Galilée. Parchappe, en effet, cultiva tout le temps de sa vie avec succès et avec amour les mathématiques qui, dit-on, étaient pour lui une vraie distraction. D'abord élève de l'Ecole de médecine de Rouen, il termina ses études à Paris. Après dix-huit mois de pratique aux Andelys, il vient à Rouen où, en 1833, il est nommé professeur d'abord d'hygiène et de thérapeutique, et plus tard d'anatomie et de physiologie. En 1835, il remplace Foville à l'asile de Saint-Yon En 1848, le voilà inspecteur du service des aliénés et du service sanitaire des prisons.

Parchappe est mort le 12 mars 1866, avant d'avoir pu mettre la dernière main à son œuvre de prédilection, à cette étude sur Galilée, dans lequel il voyait autre chose et mieux que l'astronome. Il le considère en effet comme un émule et un précurseur de Bacon, de Descartes et de Newton.

Quoique Parchappe ne fût pas membre titulaire de l'Académie de médecine, il a prononcé dans cette Société (en qualité de membre correspondant) un certain nombre de discours très remarqués. Qu'il suffise de rappeler les discours sur le vitalisme et l'organicisme (1855), sur la révulsion (1858), sur les vivisections (1863), sur la circulation et les mouvements du cœur (1864) et enfin sur la localisation de la parole dans les lobes antérieurs du cerveau (1866).

Quelques médecins se sont contentés d'écrire simplement ce qu'on pourrait appeler des biographies partielles. Ainsi le docteur A. Corlieu qui a raconté la mort des divers rois de France depuis François Ier jusqu'à la Révolution. Ainsi encore le docteur Au-

---

(1) Page 12 1 vol. in-12. Paris, 1866, avec une notice biographique due à M. F. Baudry, et un index bibliographique des travaux de Parchappe.

guste Mercier, qui a étudié Jean-Jacques Rousseau, au point de vue pathologique et Dubois (d'Amiens) qui s'est appliqué à discuter le genre de mort du philosophe genèvois. Dubois d'Amiens s'est occupé aussi du meurtre de Jules César.

Rapppelons encore les deux mémoires de Lélut sur le démon de Socrate et sur l'amulette de Pascal et convenons que Lélut, comme Dubois d'Amiens et Mercier, a écrit moins des biographies que des études critiques de pathologie rétrospective.

C'est toujours de la critique, mais de la critique appliquée à l'histoire de la médecine que le professeur Hergott (de Nancy) faisait dernièrement dans son intéressant travail sur Soranus d'Ephèse considéré comme accoucheur (1).

On voit combien il est difficile de bien déterminer les limites de la biographie, et du même coup on s'aperçoit combien grand est le nombre de nos confrères qui pourraient être rangés dans cette vaste classe des biographes.

Voilà pourquoi j'ai omis un grand nombre de noms, tant parmi nos journalistes contemporains, les Turner, les Rattel, les Tony Saucerotte, les Corlieu, les L.-H. Petit, les Dureau, les Th. Caradec, les Emile Rivière, que parmi les collaborateurs de divers recueils biographiques, Jourdan, Renauldin, Leroy-Dupré, Adelon, Chaussier, Chaumeton, Percy, Duchaussoy, Constant Saucerotte, Monfalcon, le savant et si regretté conservateur de la bibliothèque publique de Lyon, (2) etc., etc.. Et puis encore nous ne comptons ni le docteur G. Daremberg retraçant hier encore (1er août 1882, dans la *Revue des Deux-Mondes*) l'œuvre médicale du vieil ami de son père, d'Emile Littré, ni le professeur Laboulbène faisant successivement dans ses divers discours d'ouverture de la Faculté l'éloge de Ch. Daremberg, puis celui de Littré, éloges mêlés à ceux d'Hippocrate et de Galien, ni l'Allemand Benédikt Stilling (1810-

---

(1) ANNALES DE GYNÉCOLOGIE, avril 1882.

(2) Parmi les médecins qui ont collaboré à la *Biographie universelle* de Michaud, je citerai : Adelon, E.-A. Bégin, Chaussier, Botta, Chamberet (1779-1870), Chaumeton (1775-1816), Duméril, Laurent, Percy, Nauche (1776-1843), Ozanam, Pariset, Richerand, etc.

1879), anatomiste et chirurgien des plus distingués, qui a consacré ses dernières études à Denis-Papin, ni le professeur Pajot qui, dès 1841, faisait paraître sous le pseudonyme « un docteur Inconnu » (si nous en croyons Quérard, *Les Supercheries littéraires dévoilées*, t. I, p. 974), des notices sur Larrey, Orfila, Velpeau, Magendie, Breschet et Chomel (1), etc., etc.

Mais je ne puis tout dire : *Cestus artemque repono*. — Excusez les fautes de l'auteur !

(1) Une 7e livraison signée du même pseudonyme, mais due au docteur A. Granet, fut consacrée au docteur Ricord et parut en 1846. — Paris, in-18. Desloges.

www.ingramcontent.com/pod-product-compliance
Ingram Content Group UK Ltd.
Pitfield, Milton Keynes, MK11 3LW, UK
UKHW021111260726
13994UKWH00002B/844

9 782329 470122